P波が判れば心電図は読める！

新 博次 日本医科大学多摩永山病院 院長
日本医科大学 内科学 教授

総合医学社

序

　心電図を理解し，実際に判読することが出来るようになるには，その理論的背景のみならず心臓電気生理学，臨床心臓病学のすべてに及ぶ知識が要求される．このような心電図に対し，どうしたら早く慣れ親しむことが出来るであろうか．医学部を卒業して間もない若い医師は誰でも思うところである．医学部では，それなりに時間をかけて前述の関連分野につき勉強する機会がある．しかし，実際の臨床現場で仕事を始めなくてはならない，多くの看護師，臨床検査技師などのコ・メディカルの皆さんにとって，そのような時間は，十分与えられない．

　このような場合，どうしたら良いかを考える機会を得た．医学教育研究所（後援：総合医学社）からの看護セミナーの依頼であった．約10年前の話であるが，1人で1日コースのセミナーを依頼されてお引き受けしたことがある．この時に思ったことであるが，基礎から臨床に至るまでの心電図に関連する話を講義しても，1日では，既存の成書の内容すらうまく話は出来ないだろうと考えた．その結果，心電図の基本波形とどのような差異があるか，リズムの異常はどのように見分けるかに焦点を当て講義することを考えた．

　本書は当時の講演の筋書きに沿って編集したものであり，著者の独断と偏見に満ちているかもしれない．しかし，実務的に何が問題であるかに焦点を絞り，また，種々の心電図になれ親しむことを目標として作成されたものであり，本書を通し，必ず心電図に対する興味を高めていただけると期待している．是非，臨床の現場で多忙な勤務をされている皆様のお役にたてればと思っている．

平成22年5月　　新　博次

目 次

本書のねらい

1 Pから始まる心電図
―心電図とは？……心電図の基本を学ぶ！

- 心電図って何だろう？ ― 1
- 心電図のしくみをやさしく学ぼう！ ― 6
  - ・最初に"波"の名前を覚えよう！ ― 10
  - ・波は，どのようにしてできるの？ ― 11
  - ・心電図は，心臓をどう見てるの？ ― 13
- 12誘導ってなに？ ― 18
- 心電図―読み方の手順 ― 23

2 心電図の変化が示すもの
―心電図の波形と臨床的意義を理解しよう！

- 心電図を読む前にまず注意！ ― 27
- 波形・調律の変化から何が判るのか？ ― 28
- 心電図の基本的成分から判読できること ― 33
- Pから判ること ― 35
- QRSから判ること ― 40
- STから判ること ― 47
- Tから判ること ― 53
- PとQRSの関係から判ること ― 54
- QTから判ること ― 55
- Uから判ること ― 58

3 心電図に親しもう！
― できるだけたくさんの心電図を見て，苦手意識から脱却だ！

頻脈性不整脈 ———————————————————————— 60
- 心房期外収縮（発作性上室頻拍） ———————————— 61
- 心房細動 ———————————————————————— 63
- 心房粗動 ———————————————————————— 65
- 心室頻拍 ———————————————————————— 67

徐脈性不整脈 ———————————————————————— 68
- 房室ブロック ——————————————————————— 68
- 洞不全症候群 ——————————————————————— 73

アダムス・ストークス症候群 ———————————————— 76
狭心症と心筋梗塞 ————————————————————— 78
実際の心電図を読んでみよう ———————————————— 80

4 危ない心電図の見分け方
― モニター実施時の心構えと，その対処法！

心電図モニターの目的は？ ————————————————— 88
アーチファクトに気をつけよう！ —————————————— 89
生命に危険な不整脈とは？ ————————————————— 94
- Lown 分類 ———————————————————————— 95
- PR や QRS の延長はなぜ危ないか？ ——————————— 98
- QT 延長はなぜ危ないか？ ———————————————— 101

心電図モニター使用時の注意点 ——————————————— 104
心電図モニター中の注意点 ————————————————— 106
心電図波形記録時の注意点 ————————————————— 106
記録したモニター心電図の取り扱い方 ———————————— 108
ナースの基本的心構え ——————————————————— 108
最後に復習してみよう！ —————————————————— 109

まとめ ——————————————————————————— 115

本書のねらい

　心電図を数日でマスターしようなどとお考えになっておられたら，それは非常に厳しい．たとえば私も，心電図ばかりやってきたわけではないが，大学を卒業し循環器を勉強する教室に所属して35年経過した．それでもなかなか100％，だれにも負けずに心電図が読めるというところまではいかない．

　皆さんも心電図とはどういうものか，そのさわりは勉強されてきただろう．今度は，実際に勤務に就いて現場でいろいろ患者さんをみる．すべての方が心臓が悪いわけではない．しかしながら，病室では具合が悪くなり重症になると心電図モニターをつけて監視をするような状況になる．そうした時に何が必要かということが，本書のテーマである．

　心電図は難しいと思っておられる方が多いのではないだろうか．心電図は非常にシンプルではあるが，複雑で数多くの情報を提供してくれる．しかしながら，そのすべてを理解しようとするのではなく，まずは基本的な原理を，おおよそアウトラインを頭に入れて頂くことによって，心電図とは何ぞやとある程度判ってしまえば，あまり心配することはない．

　最近は，若い研修医の先生たちが，あまり患者さんを診察せず，血液検査や心電図などもろもろの検査所見だけで患者さんに対応するといったことがしばしば問題とされているが，まさにナースの皆様のほうがベッドサイドで患者さんにより近く，いろいろなお話も聞くことができる．そういう意味では，心電図だけでなく患者さんの全体を通してものごとを判断しなくてはならない．心電図だけがオールマイティではないこともお判り頂けるのではないだろうか．

　そこで本書では，まず最初に，心電図からはいろいろ情報が得られるが，**心電図にはどうしていろいろな変化が起きるのか？** たとえば波形が大きくなったり小さくなったりする理由を知っていると，実際に見た時に，「なるほど，別にこれは大したことがない」と気づくかもしれない．

　第二に，心電図の変化が示すもの．各心電図の波形に個別に注目して，心電図の所見から知り得るもの，何が判るかをいちおう頭に入れて頂きたい．

　第三には，心電図に親しむ．心電図を恐れなくて良いと考えて頂かなくてはならないだろう．

　そして**最後に，モニターの実践的なこと**について少し触れて，これは放っておいて良い心電図波形か，早く判断を仰がなければいけないか，自信をもって対応できるようになって頂きたい．それが本書のポイントではないかと考えている．

1 Pから始まる心電図
―心電図とは？……心電図の基本を学ぶ！―

 ## 心電図って何だろう

図1-1をみて頂きたい．PQRSTというアルファベットが並んでいる．何を意味しているかというと，心電図の波形の名前である．この図（1-1）から心電図に関する一つのイメージをつくって頂きたい．アルファベットの大きさが違うことにお気づきだろう．Pがいちばん小さく，Rがいちばん大きい．次に大きいのはTである．QRSという名前があるが，QRSはふつうはRが主成分となる．12誘導心電図を考えるとすべてではないが，心電図をモニターしたときのイメージでは，Rがメインになる．

心電図は何を記録しているのかといえば，心臓の電気現象と答えることができる（表1-1）．心電図は心臓をどのように見ているのか．これにはいろいろな意味があるが，我々は体外から得られる心臓の電気的シグナルを体表から捉えていると見ている．決して難しいことではない．心臓が出してくれているシグナルを我々が捉えているのだとご理解頂きたい．そして，PQRSTという振れは何を意味しているのか．心電図はどのように記録するのかを勉強したい．

緊急の時には，ベッドサイドで記録しなくてはならない心電図であり，理解しておくべき事項は少なくない．本書では記録法についてまで詳細に説明する余裕はないが，機械についているマニュアルに，どこに電極を付けてといったことは書いてある．それをきちんと守って頂ければ記録がとれるはずである．

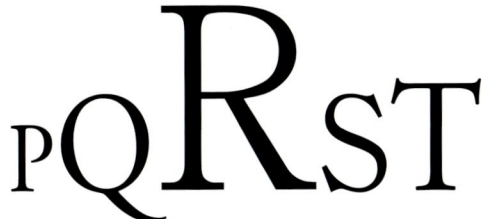

図1-1　心電図上，一心拍の心周期はPから始まりT波で終了する．各心電図波形の大きさをイメージするとQRS波，特にRが重要な意味をもつ．

> **表1-1　心電図波形の成り立ちと意義を考えてみよう．**
>
> ## 心電図とは？
>
> ・心電図は，何を記録しているものか？
> ・心電図は，心臓をどのように見ているのか？
> ・PQRSTという振れは，何を意味しているのか？
> ・心電図はどのように記録するのか？

　心電図の話をする前置きとして，私の師，木村栄一先生の言葉を紹介したい．ドクター向けの言葉であるが，参考にして頂きたい．
「どうしたら心電図をよく読めるようになるかということは，おそらく多くの医師の望んでいるところであろう．教科書や解説書を何冊読んでも，心電図を読めるようにはならないのは，たしかなことだからである．」
　また，こう述べている．
「この悩みを打開するには，その心電図のどこに異常があるかをすぐ見分けうる能力をそなえるように努力しなければならない．それには多数の実例を眺めることが何よりも必要である．」
　言い換えれば，理屈で覚えても決して心電図には対応できない．見た瞬間にこれは何が違うかと言い当てる．「違いの判る男の……」などとコマーシャルにあるように，その心電図は何が変わっているかが言えるようになって頂ければ，皆さんはある程度心電図をマスターできたといえる．

「われわれが自動車を運転するとき，いちいち考えながら操縦しているのではなく，むしろ反射的に行っていることは，運転者の誰でも経験しているところである．始終運転しているうちに，そういう能力が得られるのである．心電図を読むのも同じで，多数の実例を眺めているうちに，どこに変化があるを，おのずからすぐ見分けるようになる．」（1980年3月21日 木村栄一『心電図を読む』序より抜粋）

　今から約30年前の言葉である．もう亡くなられたが，日本の心電図学にとっては大変な巨匠であった．本書の構成は以上の基本的考えにより記述される．

　さて，現在，ふつうの心電計は図1-2のようにコンパクトで，まるでパソコンのような形になった．最近の機械を購入してお使いになっている施設では，おそらくこうしたものを使っておられるだろう．すべて前面のボタンでまず患者さんの情報をインプットし，それからボタンさえ押せば，

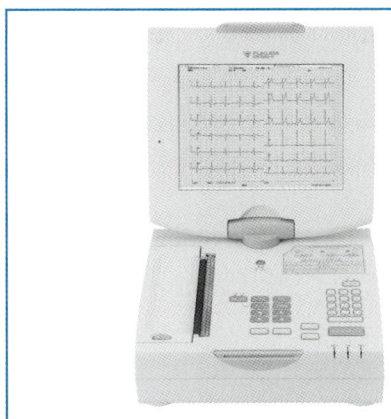

図1-2　最近の自動診断心電計

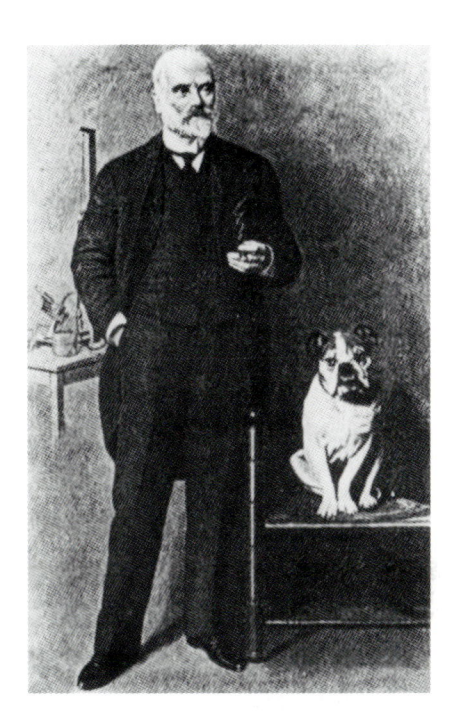

図1-3　Waller博士と愛犬ジミー

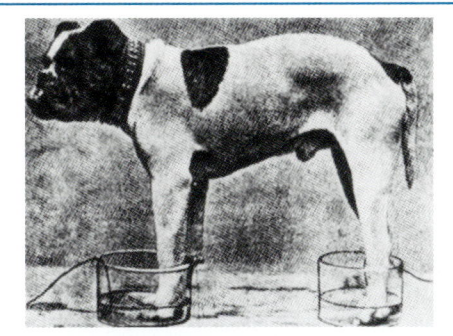

図1-4　イヌでの心電図記録

文献：Besterman E, Creese R. Waller—pioneer of electrocardiography. *Br. Heart J.* 1979; **42**: 61-4.

自動的に心電図所見のみならず診断まで全部出てくるシステムである．

これでは我々は読めるようにならない．木村先生の時代には，実際心電図をとるのに大変な苦労をされた．しかも心電図は今のような記録紙が出てくるわけではなく，現像をしたそうである．

次に，心電図を理解して頂くために，**歴史的なこと**を少しご紹介したい．こうした話はなかなか聞けないかもしれない．これが実際にベッドサイドで役立つかどうかは判らないが，理解して頂くには非常に重要である．

図1-3は**Waller博士**といって，心電図の記録を世界で最初に行った方である．1887年，今から120年ちょっと前のことである．横にいるのは**愛犬のジミー**というイヌである．

では，当時どのようにして心電図をとったか．図1-4のようにイヌの前足と後ろ足を生理食塩水が入ったビーカーに入れ，電極をそこから誘導してとったという，大変なことをしたのである．

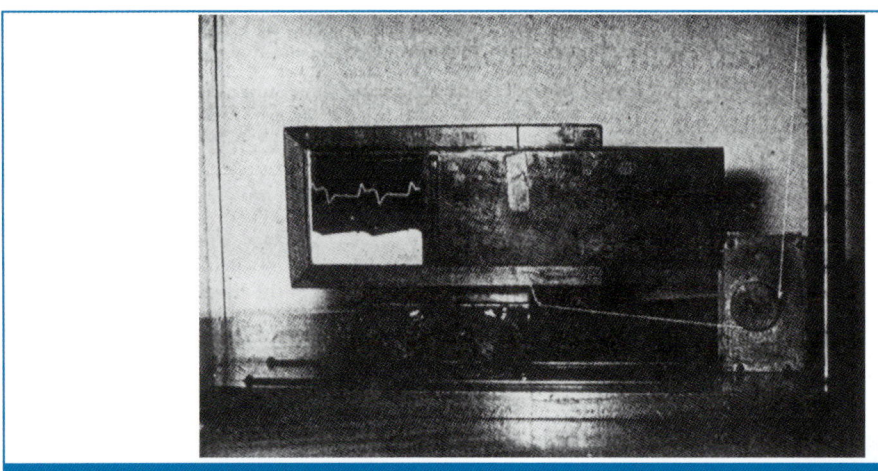

図1-5　初期の感光板を使用した心電図記録装置

文献：Besterman E, Creese R. Waller—pioneer of electrocardiography. *Br. Heart J*. 1979; **42**: 61-4.

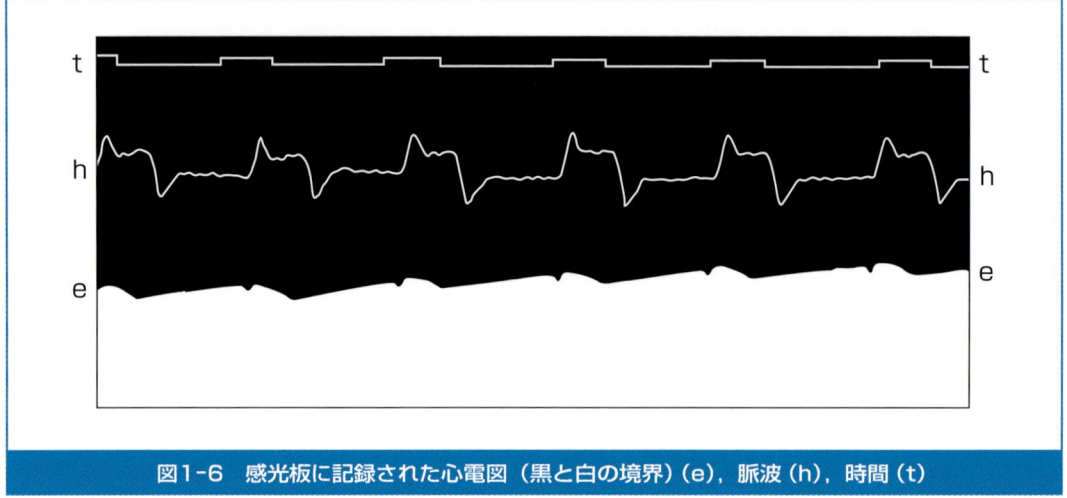

図1-6　感光板に記録された心電図（黒と白の境界）(e), 脈波 (h), 時間 (t)

文献：Waller A D. A demonstration on man of electromotive changes accompanying the heart's beat. *J. Physiol*. 1887; **8**: 229-34.

　　そして，図1-5のように銀でできた感光板があり，その前には非常に大きな扉のようなものがある．扉の下にはレールがあり，車輪がついてる．扉が紐で引かれて，時間とともに車輪が回り，列車が動くように動いていくと，感光板が徐々に引きずられて，そこに図が描かれるというシステムであった．

　　その感光板を見ると，三つの記録がある（図1-6）．このうちどれが心電図だと思われるだろうか．私も真ん中の**h**の線が心電図かと思ったが，黒いところと白いところの境（**e**）が心電図である．線で描いたのではなく，このようなことで記録されたという．

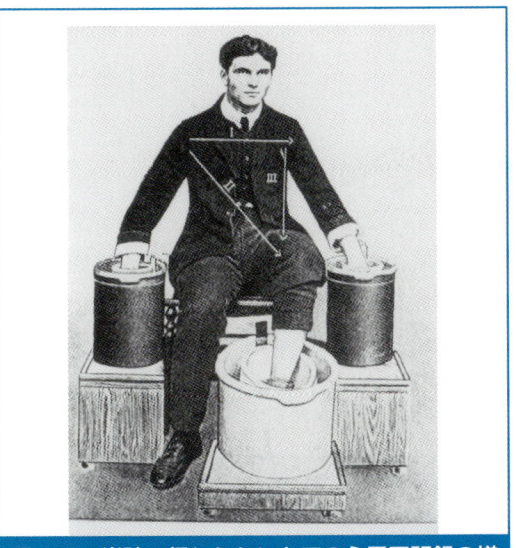

図1-7 当時,行われたヒトでの心電図記録の様子

文献:Lewis T. *The Mechanism and Graphic Registration of the Heart Beat*. 3rd edn. London: Shaw, 1925.

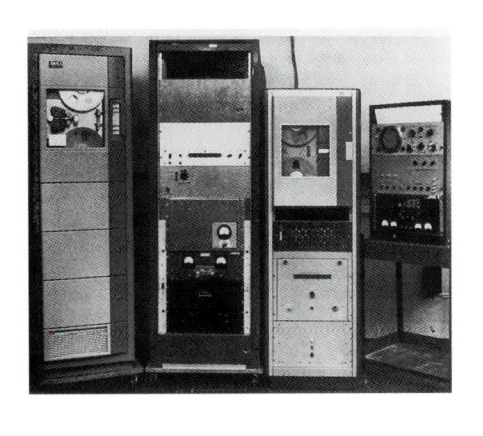

図1-9 初期に臨床的に用いられた大型コンピュータを思わせる心電図記録装置

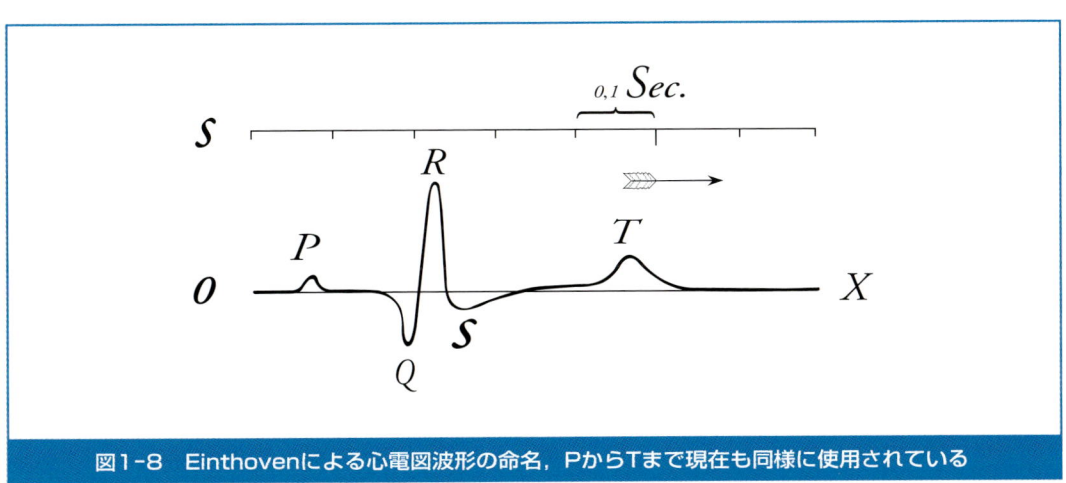

図1-8 Einthovenによる心電図波形の命名,PからTまで現在も同様に使用されている

文献:Einthoven W. Die galvanometrische Registrirung des menschlichen Elektrokardiogramms, zugleich eine Beurtheilung der Anwendung des Capilar-Elektrometers in der Physiologie. *Pfluegers Arch*. 1903; **99**: 472-80.

　ヒトでとる時には,図1-7のように行った.標準肢誘導,第Ⅰ,第Ⅱ,第Ⅲ誘導は左右の手と足でとるが,現在電極を付けるようなところで,それぞれバケツに手足を突っ込んで,前述のイヌと同じように誘導したのである.

　図1-8は1903年,Einthovenという方が世界で最初に報告した,ヒトの心電図の波形である.彼がP,Q,R,S,Tという名前を命名したが,現在の心電計で記録するようなシャープなものではない.

当時，心電図を記録するには，図1-9の大型コンピュータのような機械が必要であった．

心電図のしくみをやさしく学ぼう！

さて，そろそろ本題に戻ろう．心電図は何を記録しているものか．まずそこに立ち返って考えてみたい（表1-2）．

心電図は，**心臓の電気活動を体表から記録するもの**である．電位を体表から拾うが，我々の体は，心臓以外にも電気現象で動いている部分がある．たとえば筋肉の収縮活動，神経の伝達機構も電気現象である．その起電力が違うため，一般には心臓と骨格筋の電気活動を記録してしまう．骨格筋の活動はノイズとして入るが，実際，筋電図だけをとるシステムが，整形外科の領域では検査として用いられている．

また，電極が付いている部分が動く．たとえば手が動く．お年寄りで手が震えるような方がいらっしゃる．あるいは寒さでガタガタ震える．そのような時も全部その動きを拾ってしまう．心電図はそうしたことを考慮して見なくてはいけない．

さらに心電図は，**心臓内で生じる心筋の電気的興奮に対応した波形が記録できる**．心電図波形は，心内の電気的興奮を順次時間的な差をもって示す．すなわち，心臓の1心拍は，洞結節から電気的興奮が発して，それが心房，房室結節を経由し，His束，Purkinje線維，心室と順次伝わって心臓全体に興奮が起きた時に心室が収縮する．そうした現象を時間的な差で示すとともに，各部位の起電力の差を振幅の大きさで示す．

脱分極・再分極という言葉がある（表1-3）．これはできれば触れたくない領域ではあるが，ぜひ理解して頂きたい．決して難しいことではない．

脱分極とは，電気的に静止状態で，細胞内の陰性電位が，電気刺激により急激に陽性電位へ変化することである．

陰性電位，陽性電位などややこしい言葉が出てくるが，これを覚える必要は全くない．電気には乾電池でご承知のように＋と－があり，どちらからか流れて電位が動くことによって，たとえば電気が点いたり，いろいろなことが起きる．電流が流れるのである．すなわち，静止している状態から興奮した状況に移る時を**脱分極**と言う．そのように思って頂きたい．決して難しい意味ではない．

再分極とは，脱分極により変化した電位が，緩やかに静止状態へ復する電位の変化である．

表1-2 心電図は何を記録しているものか？

・心臓の電気活動を体表から記録するものである
　心臓以外にも骨格筋の電気活動を記録しうる
　電極装着部位の動きにより，基線は動揺する

・心臓内で生じる心筋の電気的興奮に対応した波形
　が記録できる（脱分極と再分極）
　興奮順位を時間的な差をもって示す
　生ずる起電力の大きさを振幅の差で示す

表1-3 脱分極・再分極とは？

脱分極：電気的に静止状態で，細胞内の陰性電位が
　　　　電気刺激により，急激に陽性電位へ変化
　　　　すること

再分極：脱分極により変化した電位が，緩やかに
　　　　静止状態へ復する電位の変化

　すなわち，元の状態に戻ることを**再分極**と言うのである．電気的なことを頭にイメージする必要はない．1回興奮した時，我々は「脱分極した」という言葉を使う．それが元の状態に戻るまでの電気的な変化を「再分極」と言う．この言葉が出てくると電気生理学を勉強しているような気になり，難しいこととになってしまうが，それだけのことである．

　次に心電図の模式図（図1-10）を示す．学生時代，すでに教科書でご覧になり，試験にも出たことがあるのではないだろうか．最初にお示しした**PQRSTのイメージ**を当てはめて頂きたい．小さい振れが**P波**，次に来る大きなスパイク状のものが**QRS**，その後になだらかな**T波**がある．

　脱分極・再分極で心室のレベルについて申し上げれば，QRS波の始まりが脱分極の始まりで，脱分極はQRSで終わる．後は再分極でT波の終わりまで，というのが時間的関係になる．

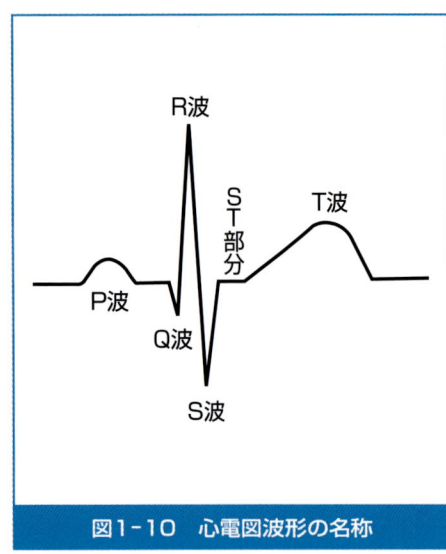

図1-10　心電図波形の名称

表1-4　PQRSTという振れは何を意味しているのか？

P　：心房の興奮（脱分極）
QRS：心室の興奮（脱分極）
T　：心室の再分極

心房の再分極は？➡小さすぎるので，普段は診断に利用しない

　他にも細かい波が教科書に書いてあるが，それはさておく．では，P波，QRS，T波という大事な三つの波は何を意味しているのか（表1-4）．
　心臓には**心房**と**心室**がある．ここでは電気現象を起こすものとして心臓を捉えて述べているが，重要な機能として，心臓は血液をポンプとして全身に送り出す機能をもっている．その主たる役割を演じているのは，大動脈に直結している**左心室**である．**心室は血液を送り出すところ**であり，**心房はその心室に血液を送り込むところ**である．したがって，心房はポンプとしての価値は小さいが，両者がうまく一緒に協力することによって非常に効率が良くなる．そして，破綻が生じることによっていろいろ不都合なことが起きてくる．
　P波は，**心房の興奮（脱分極）**である．
　QRSは，**心室の興奮（脱分極）**である．
　T波は，**心室の再分極**である．時間的には，脱分極が始まった後，すぐに再分極に移行する．脱分極が始まったところから，順次，再分極は後ろから追いかけてきている．胸と背中の関係で再分極が始まっている．このような関係を頭に置いて頂きたい．
　また，心房の再分極は，非常に小さ過ぎて，ふだんは診断に利用しない．

　心電図を理解するため，忘れてはならないのが図1-11である．上大静脈と右心房の付け根のところに実際には15mmぐらいの大きさの**洞結節**という組織がある．心臓の電気的興奮は，洞結節から興奮が始まり，それが順次心臓のなかを伝播して，心臓全体に伝わり，心電図が形成される．
　右側の波形は，それぞれの組織の活動電位を示したものである．なだらかなもの，立ち上がりが急峻なもの，いろいろな格好がある．**房室結**

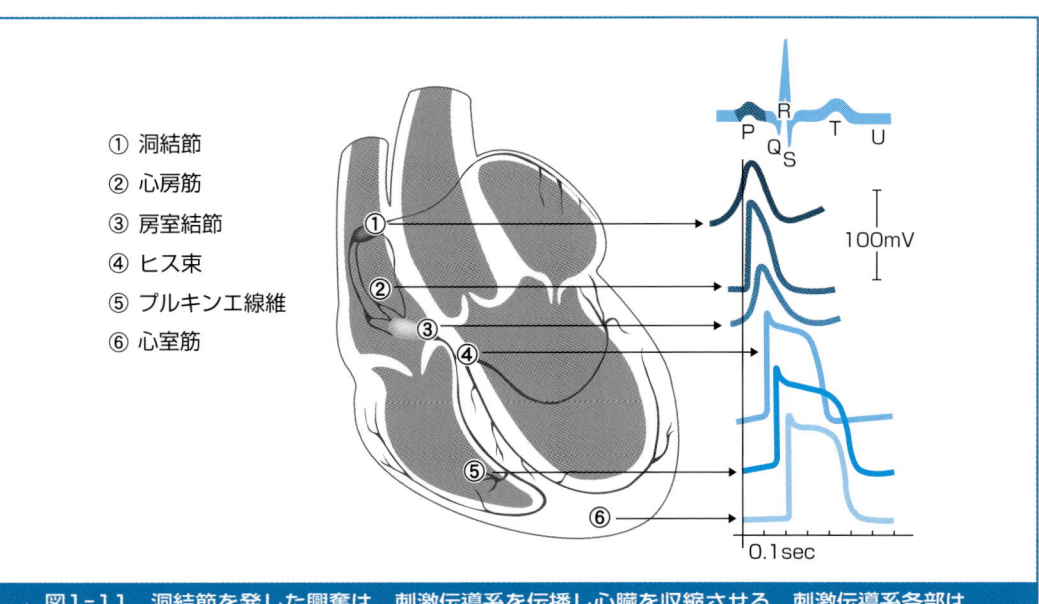

① 洞結節
② 心房筋
③ 房室結節
④ ヒス束
⑤ プルキンエ線維
⑥ 心室筋

図1-11　洞結節を発した興奮は，刺激伝導系を伝播し心臓を収縮させる．刺激伝導系各部は，その生理学的特性が異なるため，活動電位波形（右側）も異なる

節は，洞結節と似てなだらかであるが，以後，立ち上がりが急峻なものが続く．

　ここで一つ認識しておいて頂きたい．心電図を見るうえで直接は必要ないかもしれないが，興奮する組織には，心臓に限らず筋肉でも，1回興奮した後，すぐにまた興奮することができない時間帯がある．活動電位約200～300msecの持続時間においては，次に刺激を与えても細胞は反応しない．そうした時間帯を**不応期**と言う．

　心臓の電気現象かどうか判定しにくい心電図波形が得られた場合に，このことが非常に参考になる．すなわち，一般には**200～300msec以内にQRSが二つ重なって出ることはあり得ない**のである．判断する材料として，この**不応期**という概念が必要である．心臓に限らず，興奮し得る組織は，一度興奮した後しばらくの間，興奮できない時間帯をもつ．**不応期**というものが存在する．この言葉を覚えて頂きたい．電気的興奮の時間的経緯としては，心臓の上のほうから房室結節を必ず経由して心臓全部に伝播する．

　図1-12のように，洞結節から始まった刺激は，P波が形成される時期には，**右心房**，**左心房**，**房室結節**を通過し，**ヒス束**，**左右脚**，**プルキンエ線維**と経由して心室を興奮させている．Pの始まりからQRSの始まりまでの短い間にこれだけの伝導に関する情報を，心電図1本のトレースから読み取ることができる．

　では，どうして読むことができるか．たとえばP波の始まりから，QRS

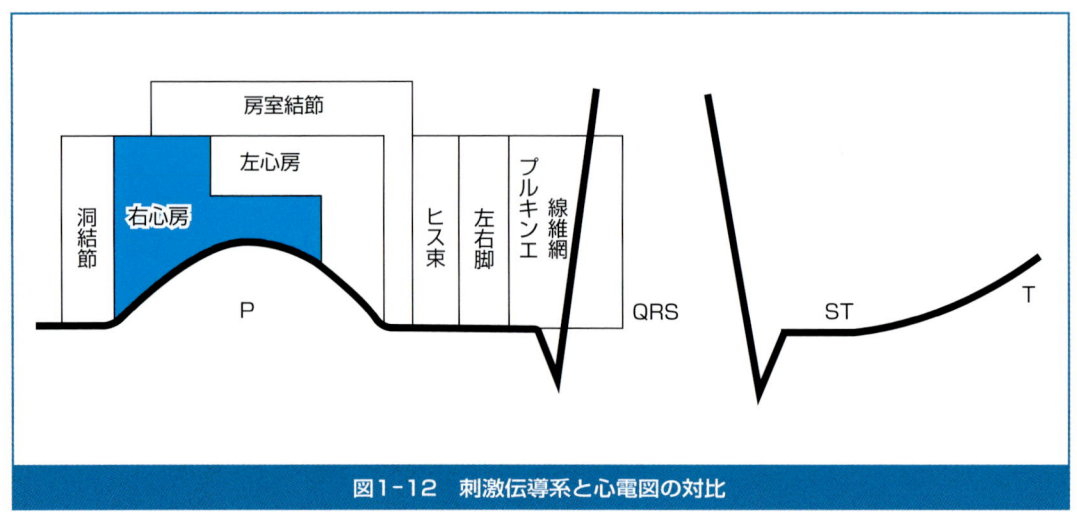

図1-12　刺激伝導系と心電図の対比

が始まるまでの間隔が長かったり短かったりする．そうした時に本来は，洞結節，心房，房室結節，ヒス束，左右脚，プルキンエ線維といった部位を電位がどんどん伝播してきている過程を想像して頂かなくてはならないのだが，皆さんがすべて読まなくてはならないというわけではない．

●最初に"波"の名前を覚えよう！

さて，心電図を通して会話をして頂かなくてはならない場合がある．**図1-13**は**世界共通言語**である．いくつか定義があるので，できれば覚えて頂きたい．PQRSTは皆さんも常識的にお判りのことだろう．そこで次のステップに入る．QRSは，Q波，R波，S波の混合物であり，命名法がある．その命名法の定義について申し上げたい．

まずいちばん初めの振れ，しかも基線から陰性方向，（一方向），下への振れを**Q**と定義する．それが大きい場合には**大文字のQ**を使い，小さい場合には**小文字のq**を使う．

次に，基線からいちばん初めに振れる上向きの振れ，陽性の振れを**R**と定義する．上段3番目の波形は小さなQ波があるから，**qR**という波形になる．上段4番目の下向きの振れが，前にも後ろにもない波形もしばしばみられる．これは単に**R**と表現する．

次にRの次に出てくる下向きの振れを**S**と定義する．

三つ覚えて頂くことがある．最初の陰性の振れが**Q**であり，最初の陽性の振れが**R**，Rの次に出てくる下向きの振れが**S**である．この三つを覚えて頂ければ良い．

特殊なものとして，上段5番目は，**ノッチがあるR（notched R wave）**，Rにノッチ（切り込み）があると表現する．あるいは下段2番目のように上向きの振れが二つある場合，最初の振れはいま申し上げた定義

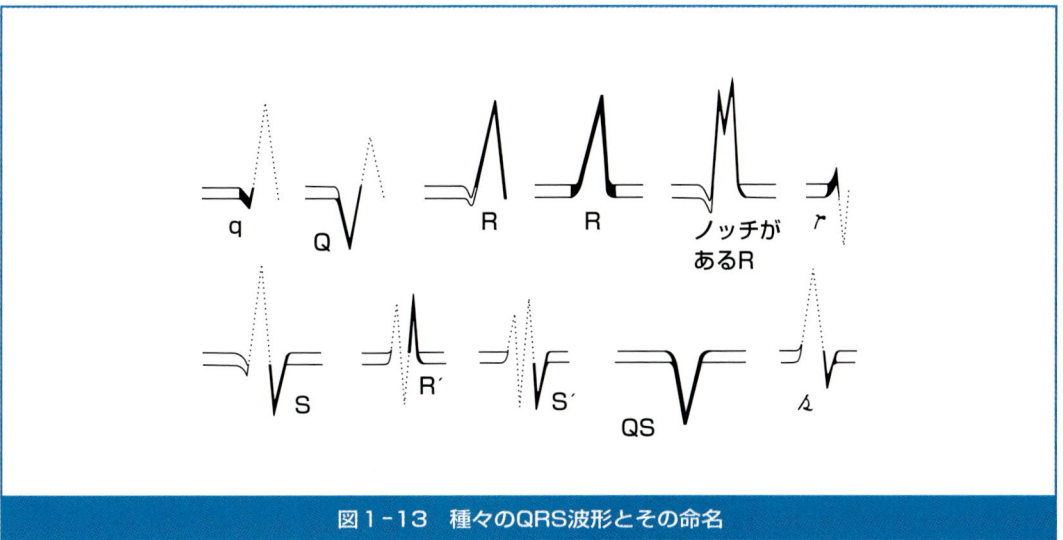

図1-13 種々のQRS波形とその命名

で当然 R である．次に基線より下向きへの振れが入っているから，S が入る．そして次の R とおぼしきものを R' と言う．S も下段3番目のように2回目は S' と言うが，このようなものは非常に稀であり，お目にかかることはめったにない．これを皆さんが口にされて人に伝えることは，ほとんどないだろう．

ところが重要なものが一つある．下段4番目の下向きだけの振れである．上段4番目のように上向きだけの場合は単に R 一つで表現されるが，下向きだけで上向きの振れがないものは QS と言う．**これは非常に重要である．** たとえば電話で「いま心電図が QS 型になった」と言えば，我々ドクターはこの波形を想像する．あの患者さんのいつの心電図は QS だったと言えば，このような波形が頭に浮かぶ．皆さんにもこれを頭に浮かべて頂きたい．むしろこの波形のほうが，病的な所見として取り上げられることが多く，重要である．

最初の下向きの振れが Q，最初の上向きの振れが R，R 後の下向きの振れが S，そして下向きだけで上向きのない振れが QS，これだけ覚えて頂きたい．知らないと，ドクターが会話をしている時，ナースの皆さんがそばでお聞きになっても何のことを言っているか判らないことにもなりかねない．非常に重要な定義である．

●波はどのようにしてできるの？

ここからは，心電図がどのように形づくられてくるかという話になるが，決して難しい話ではない．図1-14をご覧頂きたい．円柱状のものがあるが，その右横の○印は記録のための電極を意味している．稲妻の記号で電気刺激が与えられたとする．

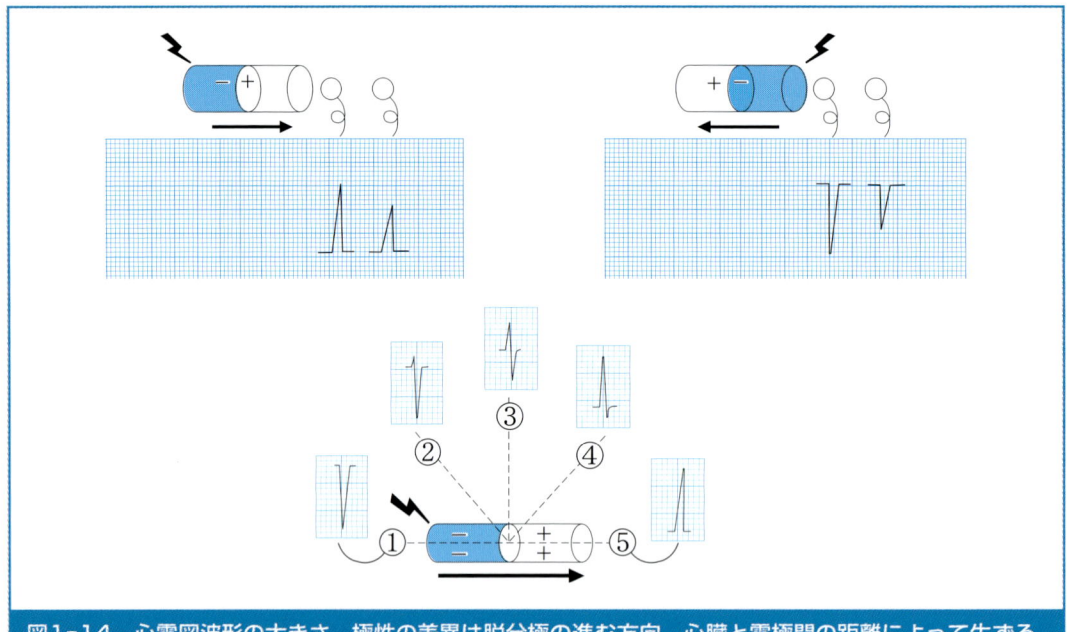

図1-14 心電図波形の大きさ，極性の差異は脱分極の進む方向，心臓と電極間の距離によって生ずる．

　左側の図は，その興奮の輪切りの前面，＋と小さく書いてある面が右に向かっている．電極が位置している方向，すなわち電極方向に興奮が向かってくる時には，心電図は**上向き**になる．逆に，右側の図のように電極側から興奮の前面が遠ざかっていく場合には，心電図は陰性，**下向き**の振れになる．**左側がR，右側がQS**であるが，これが心電図がどちらを向くかの基本である．

　しかも，電極が近い場合と少し離れた場合とで，離れれば記録される電位は小さくなる．これは何となく理解できるだろう．遠くからものを見れば小さく見えるのと同じことである．そして，**電極のほうに向かってくるものは上向きに振れる．遠ざかっていくものは下向きに振れる**．これだけのことである．

　これは常に知っていなくてはならないということではない．いま理解して頂いて，そういうものだと自分で納得することが重要である．忘れたら後でテキストを読み返して頂きたい．

　今度は大きさの違う円柱である（**図1-15**）．原則は同じである．電極に向かってくる場合にはいずれも上向きの振れが記録される．遠ざかっていく場合には下向きの振れが記録される．ところが，何が違うかというと，小さいものから順次大きくなっている．たとえば小さい心臓の方，大きい心臓の方と思って頂きたい．

　心臓の重量は，解剖して手で持ち上げるとふつう300g前後である．

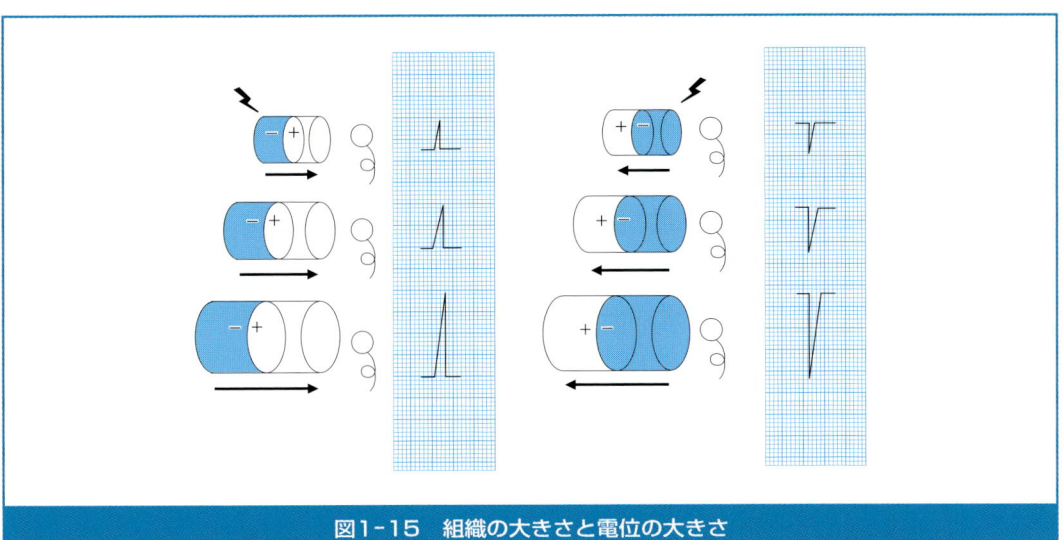

図1-15　組織の大きさと電位の大きさ

400g近くある方は心臓が非常に大きい．お子さんは100gぐらいからで（年齢にもよるが），200gぐらいしかない方は，どちらかというと小さい方である．心臓が大きければ大きいほど，心電図も大きく振れる．これが原則である．別に難しいことではない．

先ほど遠くから見れば小さくなるという話をした．同じ条件では，電極が興奮する組織から離れれば，記録される振れは小さい振れになってしまうのである．実際，非常にスマートな患者さんからとった心電図は，電極と心臓との距離が比較的近いので，振れがはっきりと大きく振れる．しかしながら，お相撲さんの心電図は，同じ条件で記録すれば非常に小さな振れになるとご理解頂きたい．

●心電図は，心臓をどう見てるの？

さて，次に心電図は心臓をどのように見ているのかという話をさせて頂きたい（表1-5）．

心電図というと，**12誘導心電図**が一般的である．ふつうは12誘導を記録する．通常**12誘導心電図**，あるいは**標準12誘導心電図**という言葉が使われる．世界中どこへ行ってもだいたい12誘導心電図でものを言う．**健康診断**はすべて12誘導心電図をとる．

誘導とは，さまざまな角度から心臓を見る視線に当たる．上から見るのと下から見るのとでは，見え方が当然違う．そこで，決められた順に12誘導を配置することによって判読を容易にする．

心臓は実体のある臓器である．裏側の情報，表側の情報，すべて一緒に体表を通して心電図現象として捉えるから，複数の情報を組合せることによっていろいろ細かい異常を見出そうという工夫がなされている．とくに

表1-5　心電図は，心臓をどのように見ているのか？

・心電図は，ふつう12誘導を記録する！
・誘導とは，様々な角度から心臓を見る"視線"にあたる！
・決められた順に12誘導を配置することにより，判読を容易にする！
・複数の誘導により，異常部位の局在を診断する！

異常部位の局在を診断するとなると，複数誘導が必要である．

病室で行うモニターは一般に**単極誘導**である．一つだけの誘導で長くリズムを見るのである．よって，モニターでいちばん重要な役割を担うのは，**リズムの異常**になる．もちろん波形が判らないわけではないが，波形よりはリズムの異常が重要になる．

遠くから見れば振れは小さくなる．また，電極に向かって興奮が進んでくれば心電図のQRSは**陽性**に振れ，遠ざかれば**陰性**に振れると申し上げたが，**図1-16**には三つの心臓の断面図と心電図を示した．上は正常の基本的なパターンである．左右に電極があり，12誘導ではV_1とV_6になる．

心臓の図の真ん中に**心室中隔**があり，向かって右には**左心室**，左室の壁が厚く描かれている．向かって左にあるのが**右心室**，右室の壁である．本来，人間や哺乳類の心臓は，左室から大動脈に血液を駆出するので，左室はしっかりとした構築されている．もともと生理的に壁が厚くなっている．ふつう1cmぐらいある．ところが，右室は3mmぐらいしかない．そこで図でも左室の壁が厚く，右室の壁は薄く描いている．これがふつうの状況である．

かつ，点線で描かれているように，**房室結節**からHis束を経由して**中隔**に届いたら，**左右の脚**に分かれて**左脚**，**右脚**に伝播し，**心室**が興奮した時に初めて**QRS**が出てくるのであるが，重量あるいは組織が大きいほうが主たる興奮部位となる．心電図は，実際に心臓に直接電極を付けるわけではない．心臓全体を一つの筋肉の塊として捉えるため，全体にどちらの方向に興奮の方向が向いているかということで見る．

それゆえ通常では，主たる構築物がある左室，心筋の量が多いほうから見れば，上から来た興奮が，図では右下方に向かってくるように全体像が捉えられる．よって上向きのQRSとなる．ところが，逆の右室側から見ると，主たる興奮は遠ざかる．初期の一時期だけは向かってくるが，それ

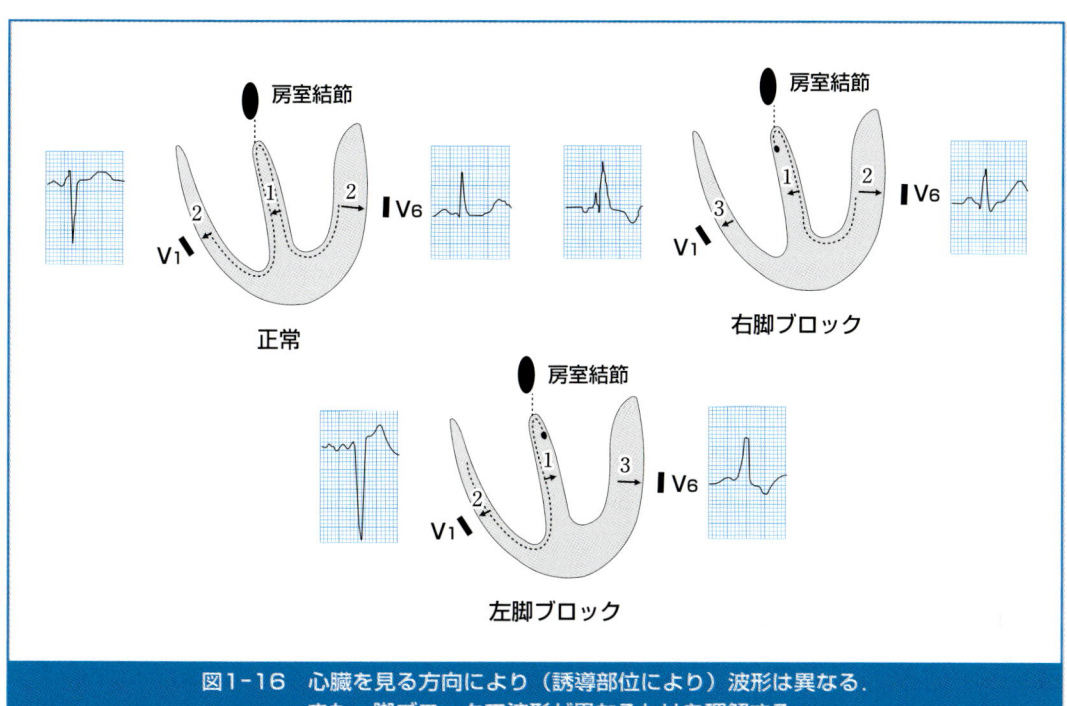

図1-16 心臓を見る方向により（誘導部位により）波形は異なる．
また，脚ブロックで波形が異なるわけを理解する．

以後は左室へ興奮の向きが向くために陰性の振れになる．心電図はそのように誘導部位によって異なるという実例である．

心臓に伝播する際に，左脚，右脚があると申し上げたが，解剖学的に見ても，左室が立派でしっかりした組織である．それに対して右脚は，細くできている．そこで，**右脚の伝導障害が容易に生じ，右脚ブロック**となる．病気が無くてもよくみられ，ここにもし読者が100人位いれば，そのなかにも右脚ブロックの方が何人か含まれている．そのぐらいポピュラーな所見である．そのようなことも誘導する部位によって特徴づけられている．

簡単に言えば，右側の胸部誘導（V_1，V_2）でM型になり，左側の胸部誘導（V_5，V_6）でL型の波形を呈するのが**右脚ブロック**である．それに対して，MとLが逆転するのが**左脚ブロック**である．一般に左脚ブロックは，正常波形のQRSの幅が単に広いように見受けられると考えても良いだろう．

この診断がナースの皆さんに要求されることは，まずない．このような見方で心電図が変わることをご理解頂ければ良いのである．

ふつう正常の心臓では，洞結節を発した興奮は，房室結節を経由して左右の脚から心室へ伝播する（図1-17）．ところが，**WPW（Wolff-Parkinson-White）症候群**では，正常の房室結節を介する伝導以

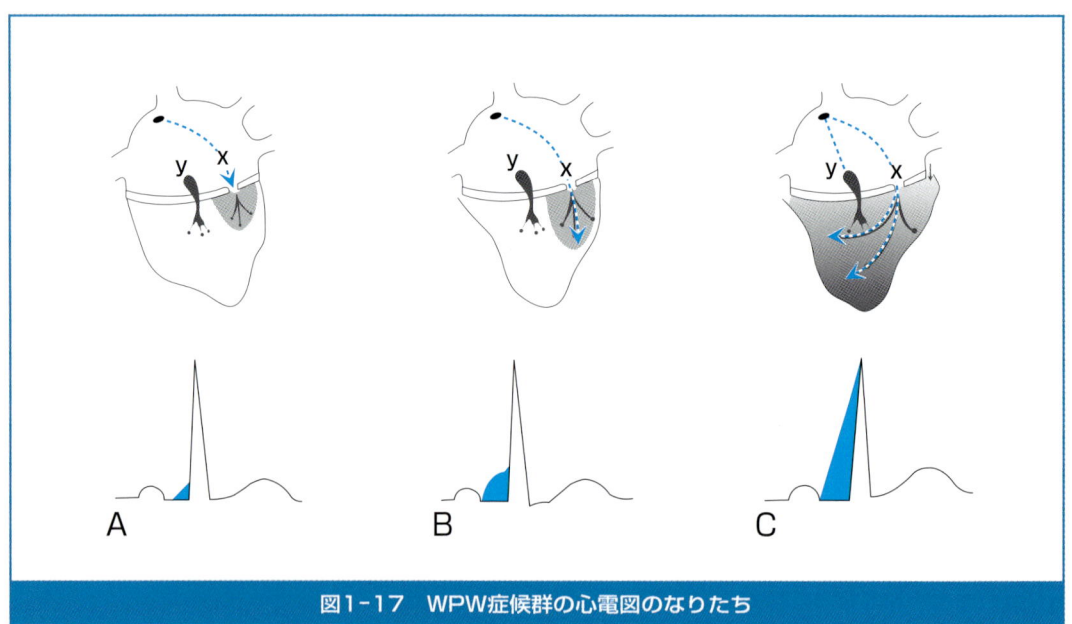

図1-17　WPW症候群の心電図のなりたち

外に**副伝導路**を有するため，心電図でP-R間隔が短く，**デルタ波**を有する．

　図1-17に示したように，正常の伝導路以外に副伝導路を有するためにもう一方の経路からも心室を興奮させる．**房室結節**は，**少しブレーキがかかる場所**である．生理的に房室結節は，心房の興奮をすべて無審査で心室に通過させるわけではない．これは心臓の生体防御機構の非常に重要な一つである．心房でいろいろな電気現象が起きても，房室結節はそれをある程度選択して通過させるような機能をもっている．言いかえれば**高速道路の料金所**のようなところである．スピードをスローダウンしてまた加速する機能を有している．

　ところが，**副伝導路**はそうした調整機能をもっていない．常に興奮が来ればそのまま通してしまう．**ゲートの無いもの**だと思って頂ければ良いだろう．そこで，副伝導路の伝導する能力によって，興奮の進み具合が変わってくる．ある方は房室結節から正常の経路を通ったものが到達するまでに，図中の**A**ぐらいの心室筋を興奮させる．ある方は**B**のようにもっと広い範囲となる．さらに通りの良い場合は，**C**のように房室結節から正常の経路を通って伝播する以前に，心室が全部興奮してしまうほど，速く到達する．そのようなことによって波形が変わる．

　早期興奮（preexcitation）という言葉を使うが，興奮した部分がQRSの前に出てくることになる．それが心電図に**三角地帯**となる．三角地帯のことを**デルタ**と言うが，それを心電図にも当てはめて，**デルタ波（Δ波）**と言う．**A**は，小さいデルタ波，**B**は，大きいデルタ波，そして**C**は，ほ

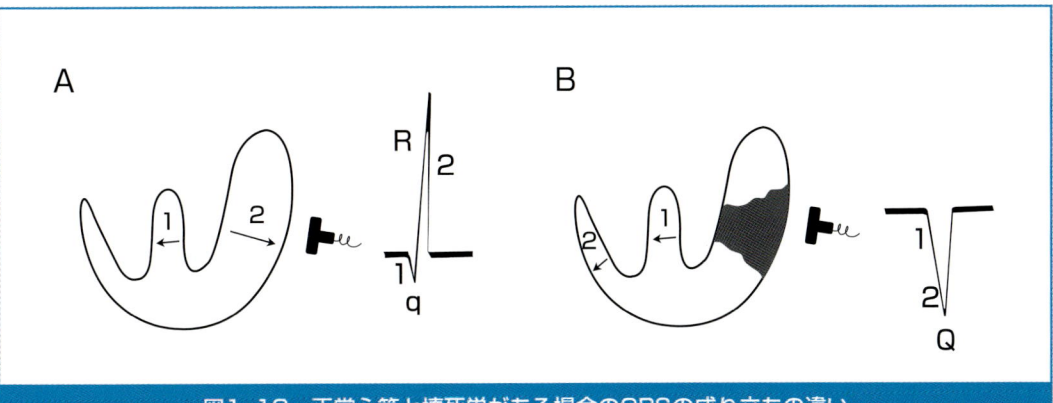

図1-18 正常心筋と壊死巣がある場合のQRSの成り立ちの違い

とんど全部デルタ波によってQRSがマスクされてしまった状況というように波形が変わる．このようなものを**融合収縮**と言う．重なって心電図波形が形成される．このようなことも心電図では起きうる．

図1-18は，電極の方向に興奮が向いてくれば陽性の振れとなり，遠ざかれば陰性の振れとなるという実例である．図1-18Aは，正常な心筋のイメージである．W型した心筋断面の厚さを見て頂きたい．上から伝わってきた刺激は，まず最初に中隔を右室側に向かう．しかし，中隔を過ぎた後は，2に示すように主たる興奮は，左室壁を外側に向かう．

Aのように，左側から電極を当てて心電図を記録すると，初期は離れていく．その後，電極方向に大きな興奮が向って来る．よって小さな陰性の振れに続いて大きな陽性の振れが来る．波形の名前で言うと，**qR**と書くことができる．

ところが，Bのように左室の壁に大きな興奮しない場所，すなわち心筋梗塞の患者さんで貫壁性に壊死になってその部分が興奮しないという状況に陥ると，電気的興奮は生きている心筋細胞にのみ伝わる．よって同じところで記録しても興奮は遠ざかっていく方向に向かうために（1，2の矢印も，ともに離れるため）陰性の振れだけになり，いわゆる**QS**型のパターンを呈する．したがって，梗塞巣のいちばん近くで記録する電極からは，QS型が記録される．

しかしながら，心筋梗塞はすべて貫壁性に梗塞に陥っているわけではないから，QS型が必ず出るわけではない．いろいろな場合がある．たとえば心内膜下（内腔側）に限局した梗塞になっていると，梗塞巣のある部分の左室壁の外向きの電気的興奮が相対的に小さくなるので，Rの高さが減高する．これも一つの病的変化となる．

したがって，心電図は同じ条件で記録されていなければ比較することができない．誘導の場所が変わっても比較できないし，記録時期が違うと電

極を付けなおしたりすることにより記録部位にズレが生じ，記録条件が本当に同じかどうかは判らない．しかし同じ条件でとられたとすれば，QRSの変化が異常を示唆してくれる．微妙な変化は非常に難しいかもしれないが，少なくとも明らかな変化を見逃さないことが非常に重要である．このような理由で心電図は，上向きであったり，下向きであったりするのである．

12誘導ってなに？

次に，心電図の**標準12誘導**とはどういうものか．簡単に申し上げたいが，12誘導があることを知らないというわけにはいかないだろう（表1-6）．

Ⅰ，Ⅱ，Ⅲは，第Ⅰ，第Ⅱ，第Ⅲと読む．なぜこの数字を使うのか？昔の方がこれを使ったがゆえに，以後ずっと踏襲されてローマ数字を使うが，Ⅰ，Ⅱ，Ⅲを**標準肢誘導**と言い，双極である．双極とは，2点間の電位差を反映するものである．

それに対し，aVR，aVL，aVFという三つの肢誘導がある．右手，左手，そして足から心臓を見るもので，単極誘導だから，**単極肢誘導**と一般的に言われている．

次に胸部誘導を着けるが，これはV1～V6でとるのが一般的である．これを**単極胸部誘導**と言う．

正常心電図は，Ⅰ（左手-右手），Ⅱ（左足-右手），Ⅲ（左足-左手）の標準肢誘導は，図1-19左のように誘導される．図1-19右は胸部誘導の誘導部位である．第4肋間胸骨右縁をV1，第4肋間胸骨左縁をV2とする．そして，第5肋間の鎖骨中線がV4，腋窩中線がV6，前腋窩線がV5と同じ高さである．これらは肋間ではなく，水平面で同じ高さをとるが，V3だけはV2とV4の中間と定義されている．

表1-6 心電図の標準12誘導とは？
Ⅰ　Ⅱ　Ⅲ ……標準肢誘導
aVR　aVL　aVF …単極肢誘導
V1～V6 ………単極胸部誘導

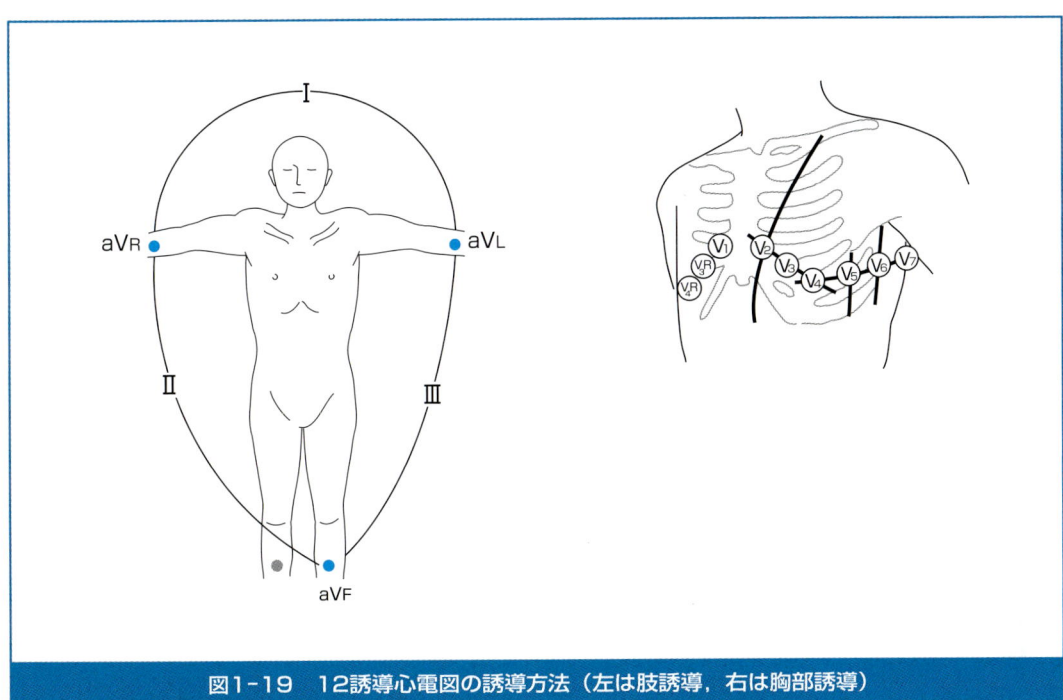

図1-19　12誘導心電図の誘導方法（左は肢誘導，右は胸部誘導）

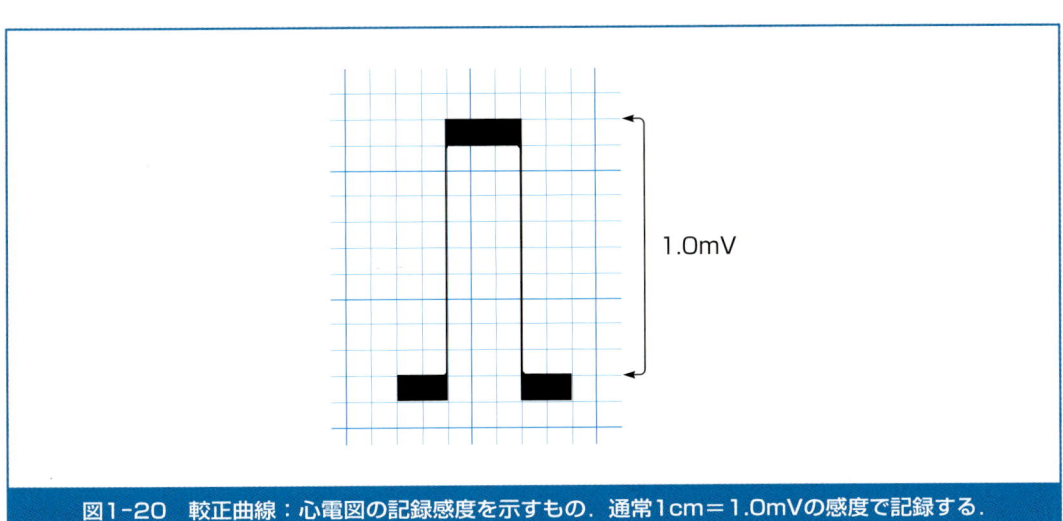

図1-20　較正曲線：心電図の記録感度を示すもの．通常1cm＝1.0mVの感度で記録する．

　心電図を記録する時，我々は必ず較正曲線でこの高さが**1.0mVの感度**であるというものを入れる（**図1-20**）．なぜかというと，心電図はすべて1cm/1mVの感度で記録しているものを比較してものを言う．これが基準になる．しかし，時に振れが大き過ぎて記録できない場合，半分の0.5cm，5mm/1mVに感度を下げて，記録紙の幅のなかに振れが記録できるようにすることもある．

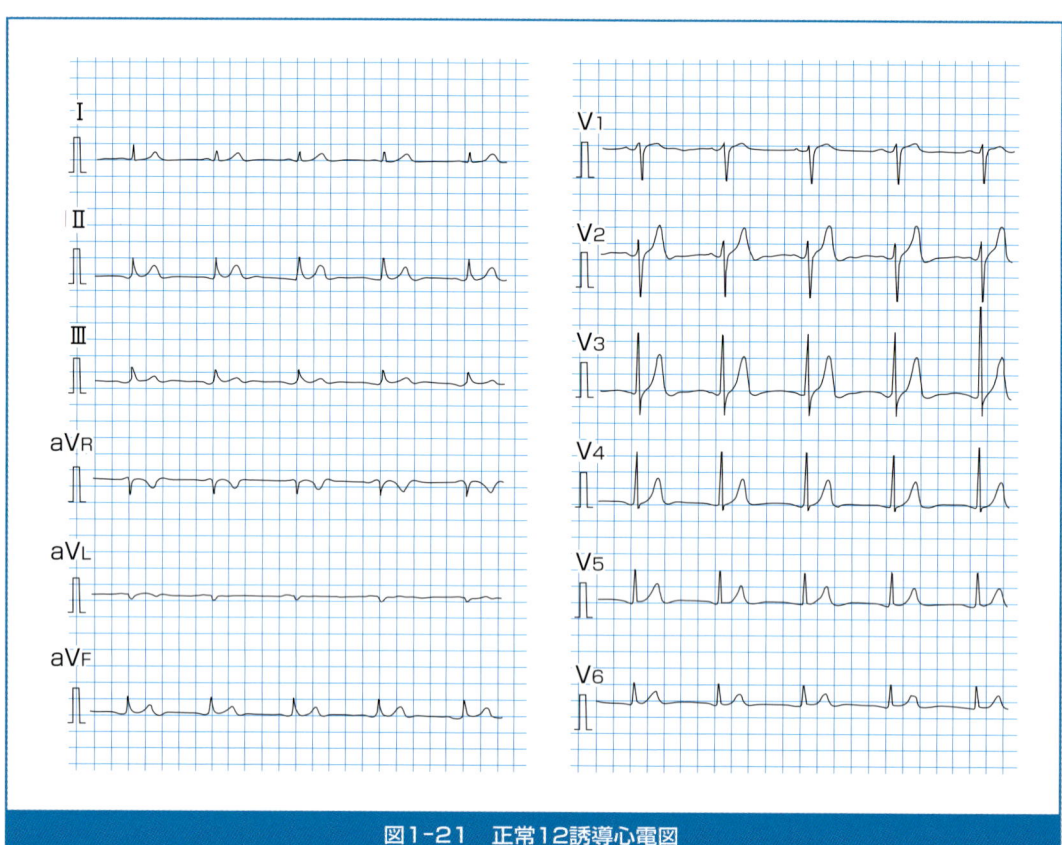

図1-21　正常12誘導心電図

　図1-21は，正常の12誘導心電図である．このような心電図をよくご覧になるのではないだろうか．見る場所が違うために12個の誘導は，似てはいるものの微妙に違っている．とくに違うのは，**aVR**は，QRSが下向きであるが，これが正常である．たとえばⅠやⅡでこのような波形になったら，病的なことを考えなくてはいけないが，このように電極をつける位置で違ってくる．

　単極胸部誘導では，ふつうはV1からV4〜V5へ向けて，Rの高さが徐々に大きくなり，まただんだん小さくなっていく．スムーズに高さが推移していくのが正常の心電図である．QRSの＋と－がちょうど半分半分ぐらいのところを**移行帯**と言うが，ナースの皆さんは12誘導心電図を診断する機会はないだろうから，その点はあまり問題にならない．すなわち，スムーズに移行していけば良い．皆それぞれ小さいPがあり，QRSがあり，その大きさは変化していく．12誘導は常時とれるわけではない．

　では，なぜ誘導は12個も必要なのか（**表1-7**）．実際記録して頂くと判るように，12誘導をとるのは面倒臭い．我々も検査技師に頼んでとってしまいたいと何度思ったことか．しかしながら，医師がとらないといけな

表1-7　なぜ誘導は，12個も必要なのか？

・あまり多すぎては複雑である
・心臓全体を見るに，必要かつ十分な数である
・研究目的では，100個以上も稀ではない

表1-8　心臓図から読みとる異常

・電気軸・回転の異常 ➡ 個体差
・波形の異常 ➡ 病態により変化
・調律（リズム）の異常 ➡ 時に致死的

いという部分もあって，我々の若い時には，自分で心電図を記録していた．

あまり多過ぎては複雑である．たとえば24誘導，36誘導であれば，情報はより多くなり，詳細な学術的な検討が可能になる．実際，現在，学術的な研究方面で用いられているのは500，1000といった単位の電極数である．心臓の一部分に非常に細かい針だけが出ているような電極を当てる．それが500個あるといったもので，その部分の興奮の地図を描く．そのような研究がされているが，ふつうは12個でしか見ない．それは大変になるからである．

心電図から読みとる異常として何が判るか，改めて認識して頂きたい（**表1-8**）．

まず，**電気軸・回転の異常**．これは個体差がある．12誘導心電図からのみ読める異常であるが，直接的な病気の診断にはならない．補助診断にしかならない．

もう一つは**波形の異常**．これが心電図から読みとる第一の重要な所見，問題点である．これは病態により変化する．心電図は短時間でも変化するのである．たとえば狭心症の変化は，狭心症の発作が消失することによってなくなってしまう．

ところが，心筋が壊死に陥り心筋梗塞ができると，しばらく残る．しかしながら，心筋梗塞であってもあまり大きな梗塞でなかった場合には，数年後には一見何でもない心電図に戻ってしまう方がたくさんいる．10年

前に心筋梗塞と診断されたと言って健康診断を受けても，異常が出ないと言われる方は決して珍しくない．重篤な広範な梗塞を起こした方は，だいたいその所見が残っているから，10年後に見ても以前に梗塞を起こしたとが診断しうるのである．

次に重要なのは**調律（リズム）の異常**である．これは時に致死的である．世間一般で言う**不整脈**であるが，不整脈には放っておいても全然問題のないものから，速やかに止めないと死亡となるものまで含まれる．それで不整脈は，臨床家の内科医の間でも嫌がられているのかもしれない．そういう意味で調律の異常も非常に重要である．とくに単極誘導，すなわち一つの誘導だけでモニターをする場合に，いちばん見落としてならないのが，調律の異常である．

皆さんは看護体制のなかで勤務されている．わが国で集中治療室，ICU，CCUができて30年以上経過したが，そうした施設が各基幹病院に完備されてとくに何が変わったか？ もちろん高度の医療ができるようになったという一般的な考え方もあるが，心臓病の患者さんでは，**不整脈死が減った**のである．モニターをしてその場で対応ができるようになったがゆえに，重篤な心疾患での不整脈死がほとんどなくなっている．そうしたモニターをすることが，いかに意義があるかが窺える．

不整脈死は，心臓がもうどうにもならないような悪い状況で亡くなる場合もあるが，心臓の機能としては何ら問題がないのに不整脈が起きたために亡くなってしまうという患者さんは，救うことができる．

しかしながら，まだまだ全部の心臓病が克服されたわけではない．ポンプとしての機能が非常に低下してしまった場合には，昨今よく話の出る**移植**だろう．そこまでできるような社会になりつつあるというのが現状ではあるが，補助的な機械でサポートするシステムが，もしこの世に存在しなければ，もっと多くの方が心臓のポンプ失調で亡くなるだろう．

心電図は記録されたものを我々が見るだけであるが，心電図に影響するいろいろな要因がある（**表1-9**）．電極をつけて心電図をとるのだから，**体格・体型**，あるいは**体位**，患者さんが横になっている場合，立っている場合，心臓と電極との位置関係が変わるために波形が変わりうる．

また**薬物**を使うと，心臓に直接作用する抗不整脈薬などでは，心電図に非常に微細な変化が出てくる．我々が見ると，何か薬を使っているとすぐ判る．**電解質異常**，とくにK，Caの異常でもよく心電図の異常が認められる．高熱を発した場合など**全身状態の異常**，あるいは多くは慢性の**肺疾患**，脳出血など**中枢神経系の重大な疾患**，それ以外では**記録時の問題**がある．十分に良い状況で記録ができない時には，いろいろなノイズが入ってきたり，おかしな心電図が記録される．

表1-9　心臓図に影響する心外要因

- 体格・体型
- 体位
- 薬剤＝抗不整脈薬など
- 電解質
- 発熱など全身状態の異常
- 肺疾患
- 中枢神経系疾患＝脳出血など
- 心電図記録時の問題

表1-10　心臓図波形から診断できるもの

- 心房負荷
- 軸偏位
- 心室肥大・負荷
- 右胸心
- 狭心症
- 心筋梗塞
- 心筋炎
- 心外膜炎

心電図―読み方の手順

　次に心電図波形から診断できるものであるが，これが波形診断のエッセンスになる（**表1-10**）．

　まずP波から，**心房負荷**のあるなしをみる．心房の負荷がかかっているということは，心室機能に問題のある可能性が十分になる．

　あるいは**軸偏位**．心臓の構築物，すなわち心室の大きさが違う，肥大の有無などで，全体から見た心電図に軸偏位として変化を及ぼす．

　心室肥大や**負荷**では，心電図診断基準があり，そうしたことから推測することが可能である．診断基準から当てる確率はどのぐらいかというと，心電図からだけでは50％ぐらいしか当たらない．しかし，胸のX線写真を見たり，患者さんを診察したりすると，80％以上に近づけることが可能である．超音波診断を一緒に行えば，ほぼ100％当たる．すなわち，心室肥大や負荷は，現在は心電図だけでは診断しなくなってきている．超音波

表1-11 特徴的な心電図波形変化を示す心外要因

- 電解質異常 ― 低K＝T波平低，U波増大
　　　　　　　　 高K＝T波増高
- ジギタリス＝ST低下（盆状低下）QT短縮
- 抗不整脈薬＝QT延長，QRS幅増大，PR延長
- カテコラミン＝心拍亢進，QT短縮，QRS幅短縮

で，より簡便に，より詳細な情報を得ることができるので，心電図だけで判断するのは危険である．しかしながら，健診等では異常値を診断しなくてはならない．

右胸心は，非常に稀なものであるが，内臓が逆転している方である．心臓だけ右側についている方もいらっしゃるが，内臓が全部逆転している方もおられる．解剖学的な異常である．

狭心症，**心筋梗塞**など虚血性心疾患は，典型的な心電図変化が出てくる．また，**心筋炎**や**心外膜炎**もある程度心電図診断で推測がつくものである．すなわち，多くの場合には，PQRSTという基本的な成分に事欠くわけではないが，とくにQRSとT波の間のS-T部分がどのように上がったり下がったり，変化するかによって，診断できる．

特徴的な心電図波形変化を示すいくつかの要因がある（表1-11）．心電図を見る時，次のような薬物や背景因子の異常が無いかどうかを常に頭に置かなくてはいけない．もともと**電解質異常**がある患者さん，あるいは**ジギタリスを服用中**の患者さん，**抗不整脈薬**や**カテコラミン**を使っている患者さんには，それなりの目をもって見て頂きたい．これはドクターにもナースの皆さんにも，患者さんをケアするうえでは非常に重要な要因となってくる．

心電図の**PQRSTをそれぞれどのように測るか**，測るには**どのような注意が必要か**だけ，図1-22で簡単に申し上る．

まず，基線の下から測る場合には，常に基線の下から測って頂きたい．P-R時間は，P波の始まりから，Q波（Qがない時はR）の始まりまで，である．QRSの幅は，Q波の小さな振れの始まりから，最後のS波の小さな振れの終わりまでを測る．Q-T時間は，Q波の始まりから（Q波がない場合

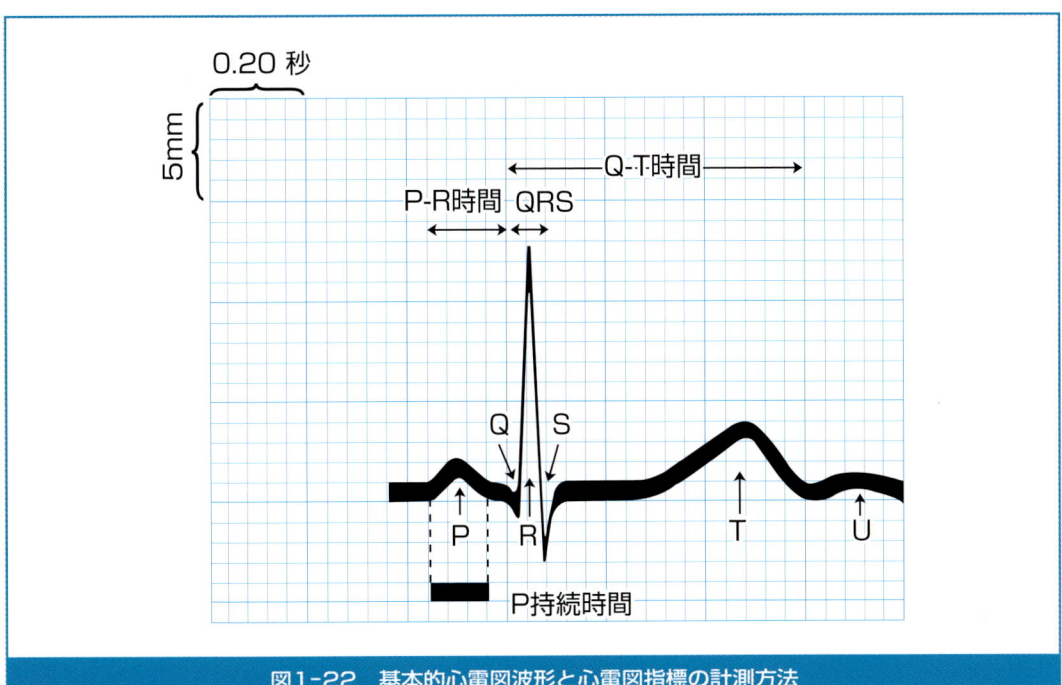

図1-22　基本的心電図波形と心電図指標の計測方法

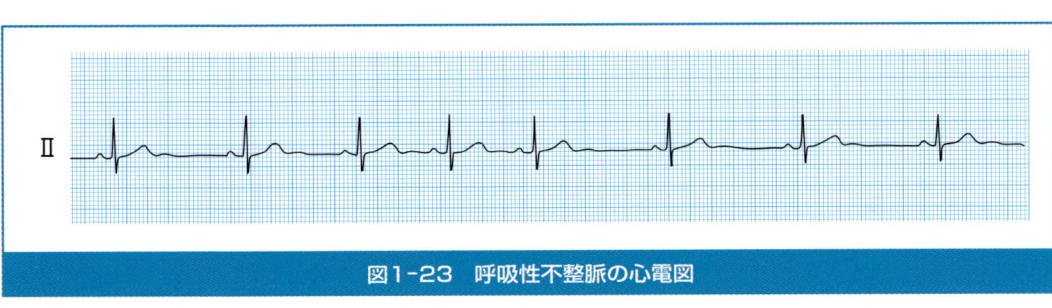

図1-23　呼吸性不整脈の心電図

には，R波の立ち上がりから）T波の終わりまでの間を測る．稀にT波とU波がくっついてわけが判らない大きな波になっている場合がある．そのような場合にはT-U complexとして，U波の終わりまでを測る．

　図1-23は，第Ⅱ誘導の1本の記録である．これを見て何か気づかれるだろうか？　まず初めの心拍に注目していただきたい．P，QRS，T，そしてごくわずかにU波とおぼしきものが認められる．これで，1心周期になる．2拍目，3拍目，4拍目，5拍目，そして8拍目まであるが，これは若い方の心電図だと思って頂いて間違いない．まだ皆さんが心電図を読めるとは考えず，何も知らないものとして，ここで気づいて頂きたいことを申し上げたい．

　各心拍，すなわち一つの心周期に記録されているP，QRS，Tは，正常である．教科書に載っているものと全く同じようだと感じて頂かなくては

いけない．ところが，ここには8心拍記録されているが，R-R間隔を見ると，3拍目から5拍目で短くなっている．**その違いを見つけて頂くことが，心電図を読めるようになること**である．これは病的なものではない．呼吸性の不整脈で，呼気・吸気とともに変わるところをたまたま捉えたものである．若ければ若いほどこうした変化が記録される．

　こうしたものを見た時，**何が見えるか．何に気がつくか**．この心電図からは3拍目から5拍目にかけて間隔が短くなって，また延びている．それを見つけて頂きたいのである．

　以上，まず心電図の**波形の名前**を申し上げた．また，**波形の大きさはいろいろな要因で変化する**．それがすべて病的なわけではない．**遠くから電極で記録すれば小さくなり，近くからなら大きくなる．向かってくるものは上向き**に振れ，**離れていくものは下向き**に振れる．これが基本である．これを理解して頂ければ，心電図の基礎としては，それ以上は必要でないかもしれない．皆さんが研究者になられるのであれば，さらに勉強して頂きたい．

2 心電図の変化が示すもの
―心電図の波形と臨床的意義を理解しよう！―

 心電図を読む前にまず注意！

次に，心電図から判るもの，何が判るかの概略をご理解頂きたい．

表2-1　心電図判読に際してのチェック項目

・記録条件は（感度，記録速度）？
・正しく記録されているか？
・アーチファクトの可能性は？

まず心電図判読に際しての心構え（表2-1）であるが，**この心電図はまともな心電図か？**　と疑って頂きたい．多くは大丈夫だが，時にそうでない場合がある．心臓の異常所見でないものを記録して，あたかも異常に見せる場合がある．それを一生懸命考えても結論は出ない．そこで，人を見たら泥棒と思えのごとく，この心電図が正しいかとまず一つずつ疑って頂きたい．

記録条件（感度，記録速度）はきちんとしているか．正しく記録されているか．アーチファクトの可能性はないか．

アーチファクトとは，実際に心電図として記録されるもの以外で，多くは人工的な産物とご理解頂ければ結構である．**意味がない振れ**と言おうか，心電図として見たいものは心臓の電気現象であるが，それ以外のものを拾っている．しかしながら，必要なものもある．

図2-1は，ペースメーカーが入っている患者さんの心電図である．心臓に電気刺激を与え，心臓を興奮させて心電図が出てくるが，ここにはふつうの心電図にはないスパイクが1対，それぞれの心拍の前に入っている．これもアーチファクトではあるが，心臓の電気現象を素直にとらえたアーチファクトである．すなわち，電気刺激が心電図に記録されたのである．

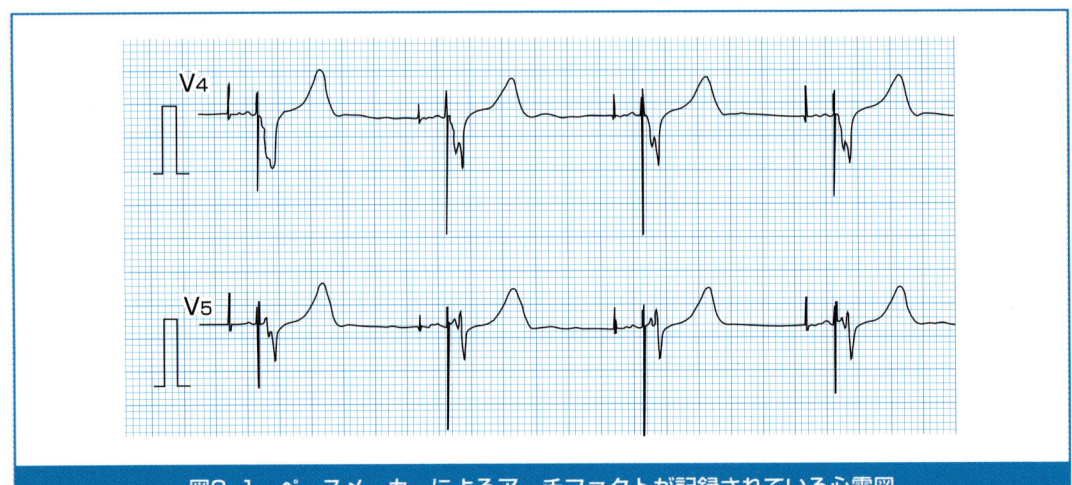

図2-1　ペースメーカーによるアーチファクトが記録されている心電図

ところが，心拍ごとに大きさが違う．これにはいろいろな要因がある．一つは心臓と電極との距離である．これは胸部誘導なので，痩せている患者さんが呼吸しているとよくみられる．QRSも多少変わる．小さなRしかないものが大きくなっている．このように他の現象から胸郭の動きなどによって記録されているのが判る実例である．

波形・調律の変化から何が判るのか？

次に，**心電図の各波形から何が判るか，何を読み取るべきか**である（表2-2）．

Pは，**増大していること**に意味がある．P波が全く認められないのも意味があるが，P波があるという仮定の下では，Pが大きいことに意味があ

表2-2　波形診断のポイント

- Pは，増大！
- QRSは，波高の増減と拡大！
- STは，上昇したか？　低下したか？
- T波は，増減と逆転に注意！
- U波は，増大と陰性化！

表2-3 調律（リズム）診断のポイント

P波の認識が重要

頻脈の鑑別

QRS幅（狭い・広い）

QRS規則正しいか不規則か

る．

QRSは，**波高**の**増減**と**拡大**である．増減とは，大きくなったり小さくなったり，変化が重要である．拡大とは，QRSの幅が広くなったということである．そうした変化を見つけて頂きたい．理屈を考えるより，何が違うかを見分ければ良い．牛乳瓶とビール瓶の違いを言えと言われて，五つぐらい特徴が言えれば，皆さんは心電図が読めるようになるだろう．そういう頭になって頂きたい．

STについては，**上昇**したか**低下**したか．もともと少し上に上がっているが全然変化しないというのなら，意味がない．変化することによってこの指標は意味が出てくる．

T波は，**増減**と**逆転**に注意．増減とは，大きくなったり小さくなったり．すべて病的とは限らないが，変化がある．逆転すると，何らかの問題が生じている可能性がある．

U波は，すべて認められるわけではない．とくにモニターでは出ないことが多い．よって，無視しても良いが，片手落ちにならぬように申し上げたい．U波は**増大**と**陰性化**である．緊急性を要するものではないが，意味があるとすれば，陰性のU波が認められるかどうかである．しかし，これはふつうは12誘導をとらないと判らない．

波形のみならずもう一つ大きな問題が，調律（リズム）の異常である（**表2-3**）．先に説明した心電図（図1-23）には呼吸性の変動があった．心拍の間隔が延びたり縮んだりを周期的に繰り返す．これは一般には呼吸性のことが多い．

調律診断のポイントとしては，**まずP波を認識すること**が非常に重要である．心電図の記録からP波をすべて言い当てる．「ここと，ここにPがある」と見つけられれば，次のステップはそれほど難しくない．P波を見ずに**QRSばかり見ていると，何が何だか判らなくなる．P波を見ることがいかに重要か**と私も感じている．

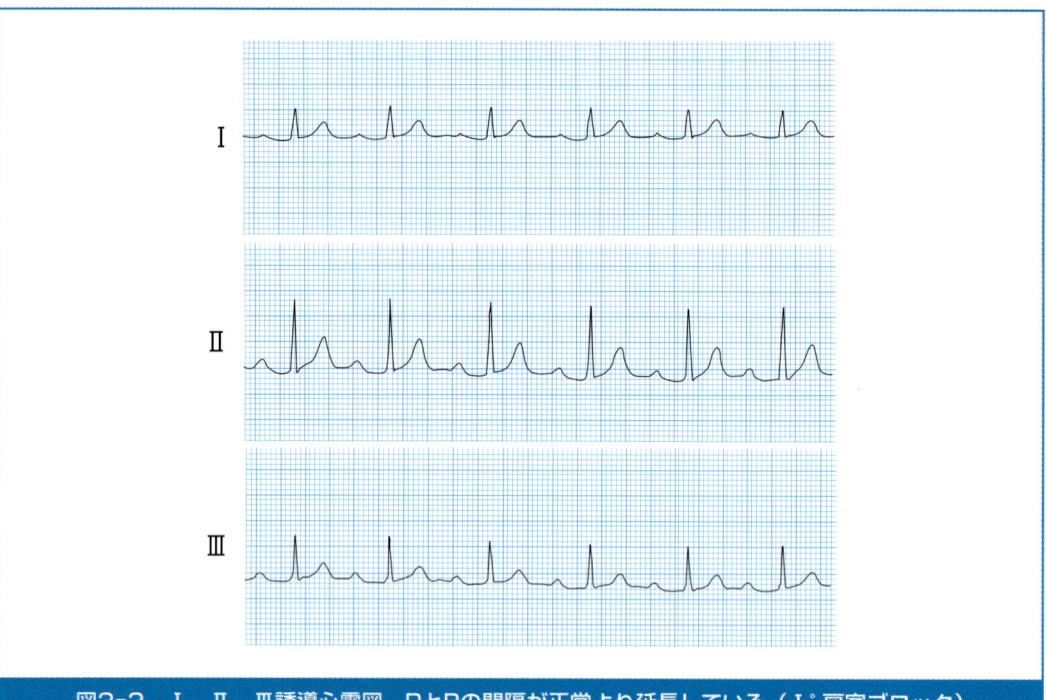

図2-2 Ⅰ，Ⅱ，Ⅲ誘導心電図．PとRの間隔が正常より延長している（Ⅰ°房室ブロック）

　次に大事なこととして，遅い脈にも意味がないわけではないが，一般的に**頻脈**のほうがどちらかというと緊急性を要する場合が多い．そこで，頻脈の鑑別が重要である．頻脈が起きたから必ず具合が悪いとは限らない．正常な心拍が速くなったものを**洞性頻脈**と言う．皆さんも興奮したり，駆け足をしたり，あるいはびっくりすると脈が速くなる．それは正常な心拍の生理的な変動範囲での変化であり，少し運動すると心拍数が120ぐらいまで増える方がいらっしゃる．100を超えたからといって病的ではない．

　頻脈にはいろいろあり，正常な洞性頻脈を含むが，心電図の記録上，QRSの幅が狭いか広いか．狭いとは縮んだという意味ではない．正常は狭い．病的になると拡大する．とくに幅広くなったことに意味が出てくる．

　あるいは，QRSが規則正しいか，不規則か．たとえば前述した呼吸性不整脈は生理的なものであり，病的ではない．不規則といえば不規則かもしれないが，どちらかというと正常のほうに入れて頂きたい．正常の範囲を逸脱していることをみられるかどうかが，鑑別できるかどうかにかかわってくる．

　さて，図2-2の心電図を見て頂きたい．これは正常心電図ではない．正常でないことがお判りだろうか．

　前述のように第Ⅱ誘導で，P，QRS，Tがいちばんはっきり大きく記録されるが，すべてのQRSに先行してP波がある．スパイク状の波形が

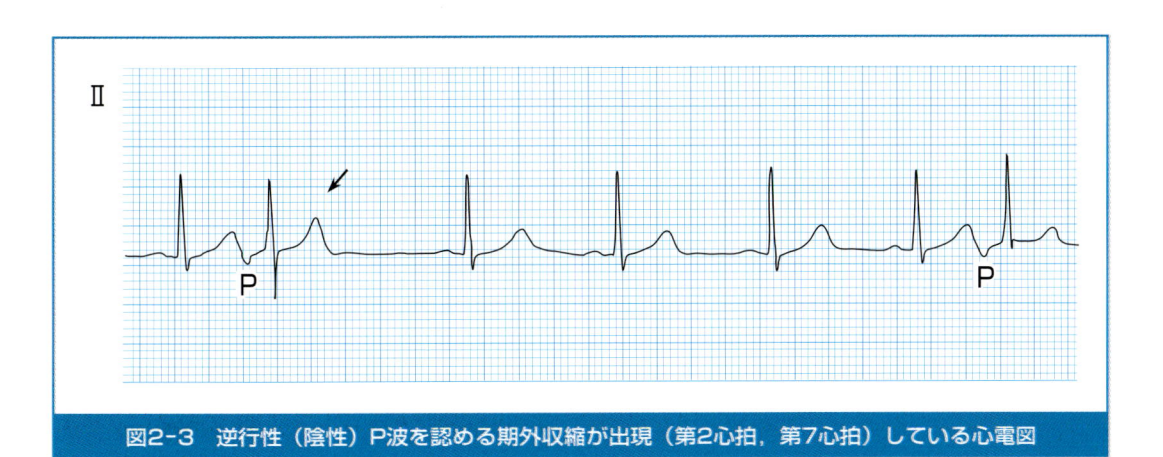

図2-3 逆行性（陰性）P波を認める期外収縮が出現（第2心拍，第7心拍）している心電図

QRSだという根拠は，すべて同じようにT波が後ろに付いていることである．心臓の1心収縮期は，P波から始まり，QRSがあって，T波がある．脱分極したものが次の興奮に備えて再分極するのが一つのサイクルだから，必ずQRSにはT波が伴ってくる．T波が一つだけないなどということはあり得ない．

そこで，**PとQRSの関係**を見て頂きたい．少し間延びしている．しかしながら，すべてが1対1でつながっていて，PとQRSの間隔が長いことに気がついて頂きたい．正常の間隔は，5mmの1マス（200msec）以内である．その範囲を超えて間延びしている．それ以外は異常ではない．

P波に注目して頂くと，すべてきちんと1対1でQRSに先行してP波がある．しかしながら，QRSとの間が，正常と言われるものより長いことに気づかなければいけない．そこに気づかないと，これからの話は何も判らないことになるかもしれない．

図2-3の心電図は，第Ⅱ誘導であるが，わざわざ陰性の小さな振れにPと私がマークをした．これもP波である．陰性のP波が先行したQRSがすぐ後ろについている．二つそのような心拍が認められる．これをP波だと思わなければ，この心電図は読めない．

では，**なぜP波か？** QRSを見て頂くと，いずれもQRSの持続時間についてはほとんど差がない．2番目の陰性のP波をマークした心拍だけRとSがある．7番目のほうは，Sがはっきりしない．他の心拍と同じように小さなごくわずかな振れがあるだけである．P波が先行して，次の予定の心収縮期よりも早く出現しているので，この診断は**期外収縮**となるが，**P波を伴っている**．すなわち，P波からQRSが生じてきたと考えると，心房より下になる房室接合部あたりから出現した期外収縮が，逆行性に心房を興奮させる一方，ヒス束を下行して心室をも興奮させたため，QRSが伴ったと考えられる．

房室接合部性の期外収縮という診断をいま皆さんに読んで頂こうとしているのではない．P波には，このようなものがあることを認識しておいて頂きたい．期外収縮でも，必ずしもこうした陰性のものばかりではない．むしろこちらのほうが少ないかもしれない．こうしたところに上向きのP波が乗って，QRSが出てくることもしばしばある．それはどうやって見分けるかというと，T波の格好を期外収縮がないところのT波とくらべて頂いて，少し高いかどうか．おそらく2番目の心拍には何かがある．T波の頂上が高い（✓）．

　では，同じようなことが7番目の心拍にも起きているか？　こちらにはなさそうである．すなわち，心房から興奮が伝播して心室を興奮させたとすれば，おそらくT波は？　他の心拍のようになだらかな格好になる．ところが，2番目の心拍のT波は明らかに違う．高く尖っている．おそらくT波の頂上にP波が重なって記録されているから，このようにみえるのだろう．心電図はこうしたことを教えてくれているが，見る側が気がつかなければそのまま見過ごされてしまう．

　皆さん，そんなことにも気がつかなくてはいけないのかと思われるかもしれない．しかし**期外収縮は，診断できてもできなくてもあまり意味がない**．なぜかというと，心電図学的には教科書の最初のほうに期外収縮という項目が出てくるが，皆さんでも24時間心電図をとれば，5〜6割の方は，期外収縮が1日に1回以上出ている．ある条件が整った時に初めて意味を呈するものであり，見逃したかからといって事故につながることはあまりない．

　そういう意味では重篤ではないが，**違いを見つけることが本書のテーマ**である．ぜひそのような目をもって心電図を疑って見て頂きたい．これが単に体が動いた，電極が動いたといったアーチファクトとは違うことに気がつかなくてはいけない．違いを見つける目を備えて頂きたい．

　図2-4の心電図は，もっと複雑な心電図で，簡単に診断を申し上げることはできないが，**P波を探して頂きたい**．V_1誘導，V_2誘導である．一見したところでは，QRSの前にPがあるのかないのかよく判らない．非常に小さな，プラスマイナスがあまりはっきりしない，ゴニョゴニョとした振れがある．しかもそれがすべてのQRSの前に存在する．よって，これがP波だと見なくてはいけない．

　また，QRSの形が突然変わっている．先に期外収縮の陰性のP波について申し上げたが，P波は必ずしも陽性のものばかりではない．混ざって出てくる．そのような時に，二つの誘導があるが，5番目の心拍（V_1）のT波の上行脚のところに変なノッチがある．しかしながら，6番目の心拍で見ると，同じ場所にノッチがない．もっと上のほうにある．V_2でみるともう少しわかりやすいかもしれない．5番目の心拍で，QRSから陰性T波

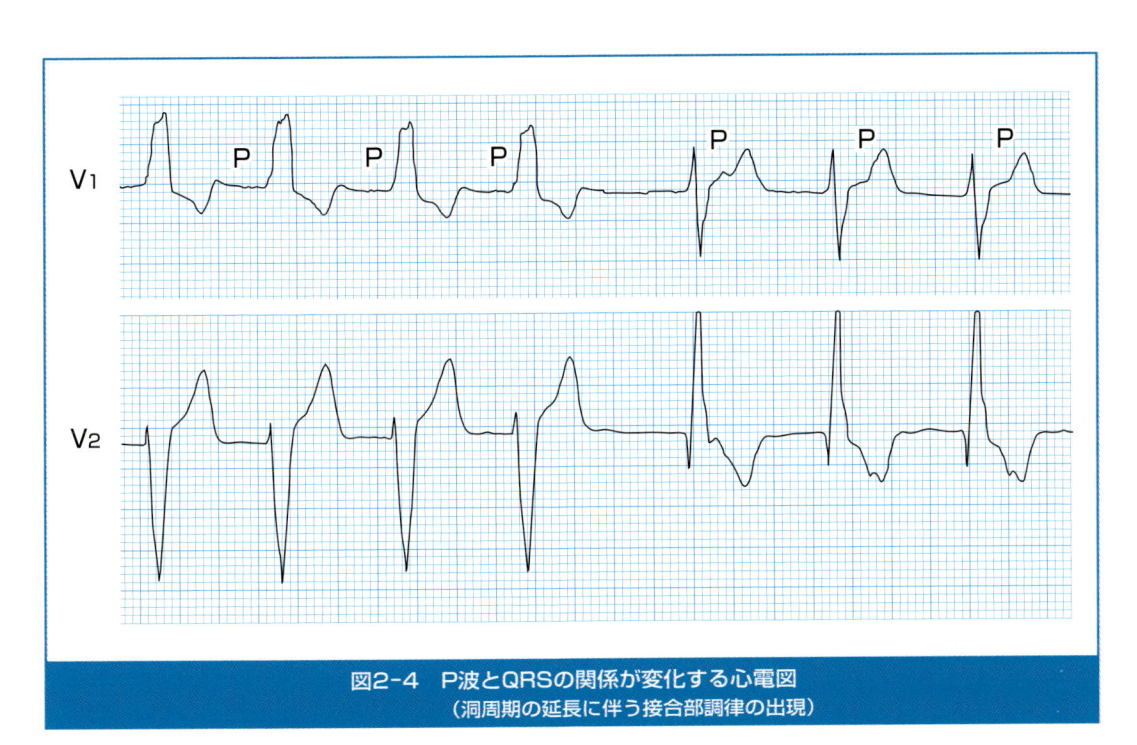

図2-4 P波とQRSの関係が変化する心電図
（洞周期の延長に伴う接合部調律の出現）

へ移行する部分にP波を認め，6番目の心拍では，陰性T波の最下点近くにP波が出現していることがわかる．このように，ふつうのT波の成分ではないものを見つけて，「おそらく，これがP波であろう」と考えて頂きたい．このような小さな変化を見なければ，正しい心電図診断はできない．

しかしながら，この心電図にはもっと大きな意味がある．皆さん当然お気づきのことだろう．**QRSの形**が**下向き**から**上向き**に変わっている．こちらのほうがよほど意味がある．果たしてこの患者さんの病態はどうなったのか？ 変わりはないのである．心電図がこのように変わっても意味のある病態の変化は起きないが，重大な変化はQRSの形が変わってきたことである．その変化を忘れないで頂きたい．

もちろん**P波**はこのような変わったものもあり，非常にややこしい．しかし，探す気になって探せば，宝探しをするごとく，T波の上をなぞってくらべてみれば，違いを見つけることができる．そういう目をもって頂きたい．

♥ 心電図の基本的成分から判読できること

心電図波形判読の基本的成分として，**Pの異常**にはどのようなものがあるかというと（表2-4），一般的にPが尖って尖鋭になる**肺性P**と，僧帽弁不全症の時に左房の負荷がかかり，幅が広く山形帽のように割れて

> **表2-4　心電図波形判読の基本的成分**
>
> ・Pの異常　　＝肺性P，僧帽P
> ・QRSの異常＝電位の増高ないし減弱，幅の増大
> ・STの異常　＝ST低下，ST上昇
> ・Tの異常　　＝電位の増大ないし減弱，陰性T，二相T，二峰生T
> ・Uの異常　　＝増大，陰性U

出てくる**僧帽P**がある．あとはあるかないかの問題であり，プラスマイナスは誘導によっても変わる．したがって，今まであったP波が変わったかどうか．急に大きくなったかどうか．そのようなことがあれば何らかの変化があったと言えるだろう．

次に**QRSの異常**であるが，いま見て頂いた心電図（図2-4）の意味づけは，あの心電図だけでは全く判らない．患者さんの全身状況を見ない限り，心電図だけでは十分な情報にはならない．しかしながら，一般的には，電位が増高する，ないしは減弱する．つまり振れが大きくなったり小さくなったりすることと，幅の増大である．

STの異常は，低下するか上昇するかの2通りである．いろいろ特徴的な上昇や低下がある．

Tの異常は，やはり電位の増大ないし減弱．T波は大きくなったり，尖ったり，減弱したり，いろいろである．意味があるのは，電解質などで徐々に変化してくるT波の変化である．ふつうは急激に変化しない．急激に変化した場合には，はっきりとした臨床症状を伴う場合と，全然変化がない場合とがある．変化がなくても電極を貼り替えたりするとT波が変わってしまう．そのぐらい変化してもすべて病的とは限らない．

また**陰性T**も認識しなくてはいけない．時に二相性，二峰性のTがある．＋から－へ行くのを二相と言う．陽性から陰性，あるいは陰制から陽性とフェーズが二つあるという意味である．ところが，二峰性はピークが二つあるという意味である．山が二つある．比較的珍しいかもしれないが，T波も詳細に見ると，右室の成分，左室の成分に分かれると言われている．その時間的なピークのずれが生ずることによって二峰性になると言われる．あるいはU波が重なったものである．

Uの異常は，増大あるいは，陰性Uである．

Pから判ること

具体的に一つずつ見ていきたい（図2-5）．Pから判ることは，まず，**心房の拡大**．すなわち容量の負担がかかってくる．いろいろな理由があるが，とくに左側では，左心房と左心室の境にある僧帽弁の具合の悪い方によく認められるがゆえに，**僧帽P**という名前がつけられている．右胸心は非常に稀な病態であるため，心電図だけを見るとよくだまされる．だまされても良いものであるから，無視して良い．

そして，**歩調取り源の推定**である．その心拍がどこに由来しているか．心電図の初めの一歩はP波である．しかしながら，実際には心臓の心拍の起源は，洞結節である．洞結節の興奮は，ふつうの心電図では，心電図上拾うことができない．よって，我々はP波を見て，それが洞性のPであるかどうかを区別しなくてはならない．その患者さんで正常と思われる波形を呈しているところが，その患者さんの洞性のP波である．したがって，変化したかしないかを見つければ良い．

P波が変化してきて，周期的に陽性であったP波が時に陰性になり，また平らになって，今度は陰性から陽性に変わった場合，これは**歩調取りの場所が少し変わっていく**という考え方，**ペースメーカー・シフト**という診断がある．あるいは**心房のなかの伝導路が変化**してくる．心房のなかをどのような経路で伝播してくるかが変わってしまう場合と，そのような2通りのことを考えるが，臨床的意義は高くない．

また，**冠静脈洞リズム**がある．冠動脈が心筋を灌流して，酸素と炭酸ガス

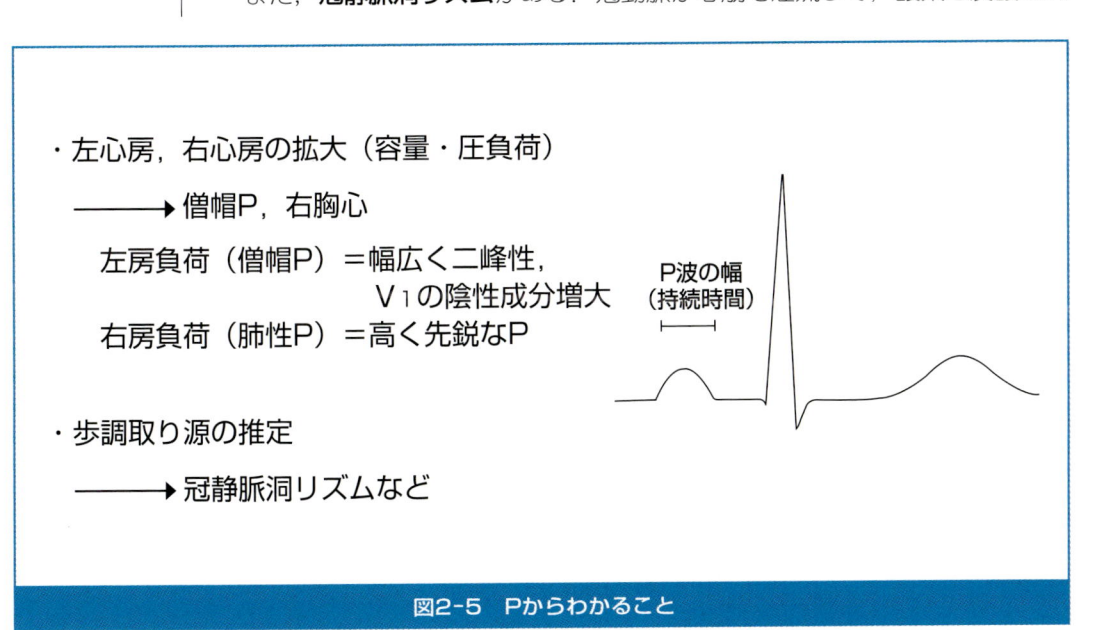

・左心房，右心房の拡大（容量・圧負荷）

　　──→ 僧帽P，右胸心

　　左房負荷（僧帽P）＝幅広く二峰性，
　　　　　　　　　　　V₁の陰性成分増大
　　右房負荷（肺性P）＝高く先鋭なP

・歩調取り源の推定

　　──→ 冠静脈洞リズムなど

P波の幅（持続時間）

図2-5　Pからわかること

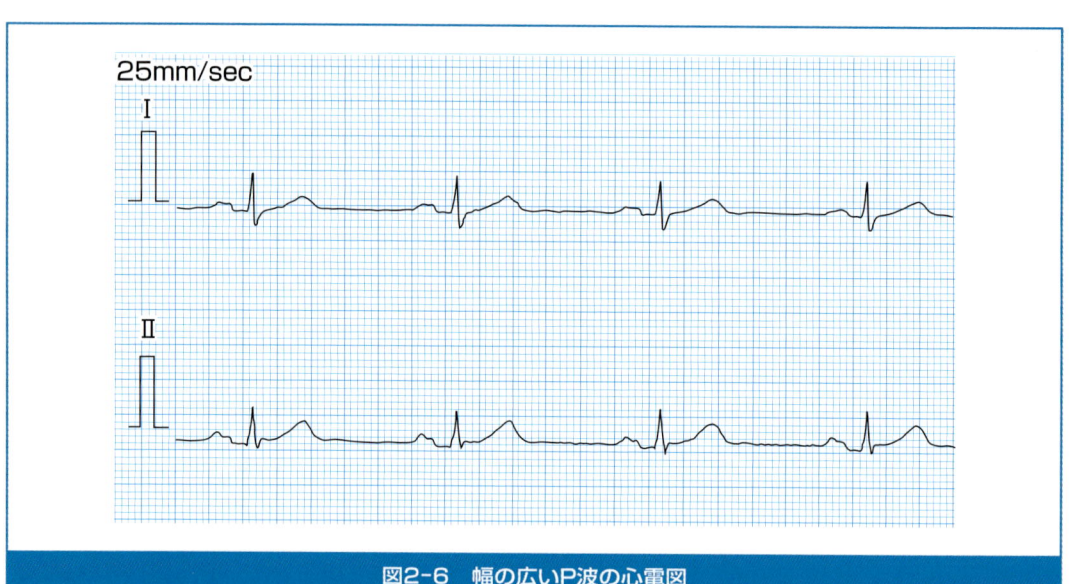

図2-6　幅の広いP波の心電図

を交換してた静脈血が，右室の三尖弁の直上部に開口する冠静脈洞に流れてくる．この周辺には自発興奮を比較的よく起こす組織があり，しばしばこうしたところからの調律が出てくる．Ⅱ，Ⅲ，aVFで，陰性のPを示すと言われている．このようなものもあるとご理解頂くレベルで良いだろう．

　実例として心電図（図2-6）を示した．Pがあリ，QRSがあり，Tを全部伴っている．4心拍ともほぼ同じ格好で，これといって違うものはなさそうである．強いていえば，PのはじまりからQRSの始まりまでが，少し長いかという気がしないではない．確かに少し長いが，ここで示したいのは，P波の幅が非常に広く，山が二つになっている．僧帽Pと言ってもいいかもしれないが，二峰性で左房の成分が遅れて出て，幅が広いP波を呈している．左房に負荷がかかっている状態の例である．
　P波は，調律診断の重要なキーになるが，その大きさからは，心臓の血行動態を，P波の小さな振れの範囲でも多少拾い上げることができるという意味がある．

　図2-7の心電図では，今度は逆に**非常に尖ったP波**である．図2-6と図2-7との違いはお判り頂けるだろう．図2-7では，P波が三角形で非常に高くなっている．とくに2番目の心拍のP波は非常に大きく，振幅が高い．4番目の期外収縮の心拍でも同じようなP波を伴っている．陰性のP波ではない．洞結節の近傍から生じている心房性の期外収縮と考えて良いが，同じようなP波が出ている．このように心拍の起源を占うこともできるとお考え頂きたい．

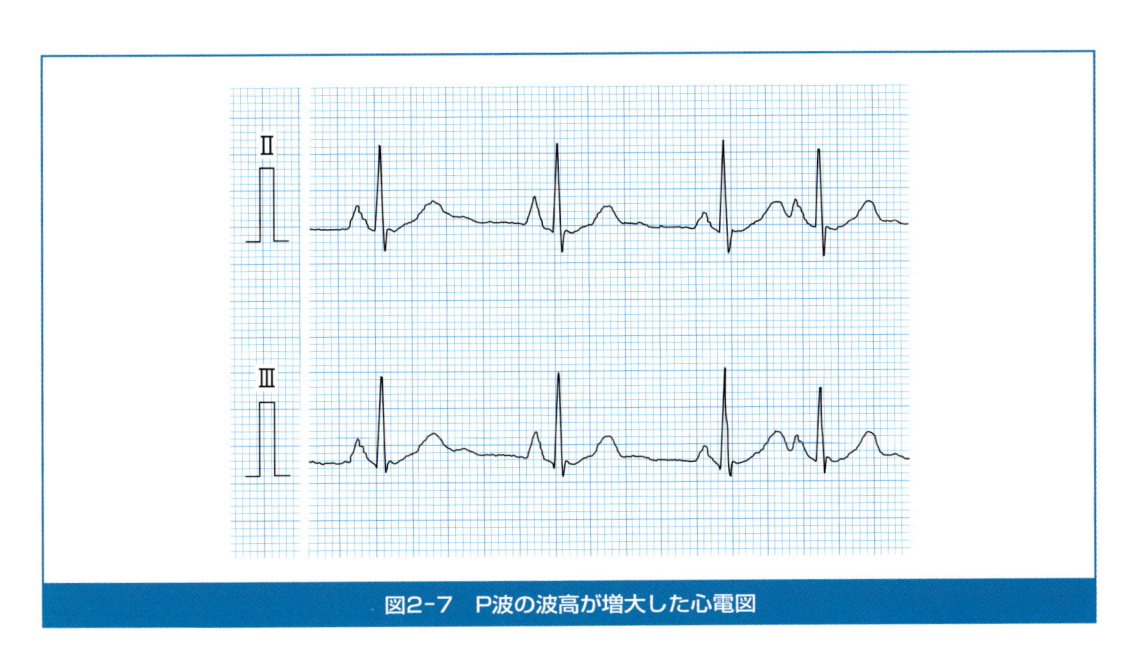

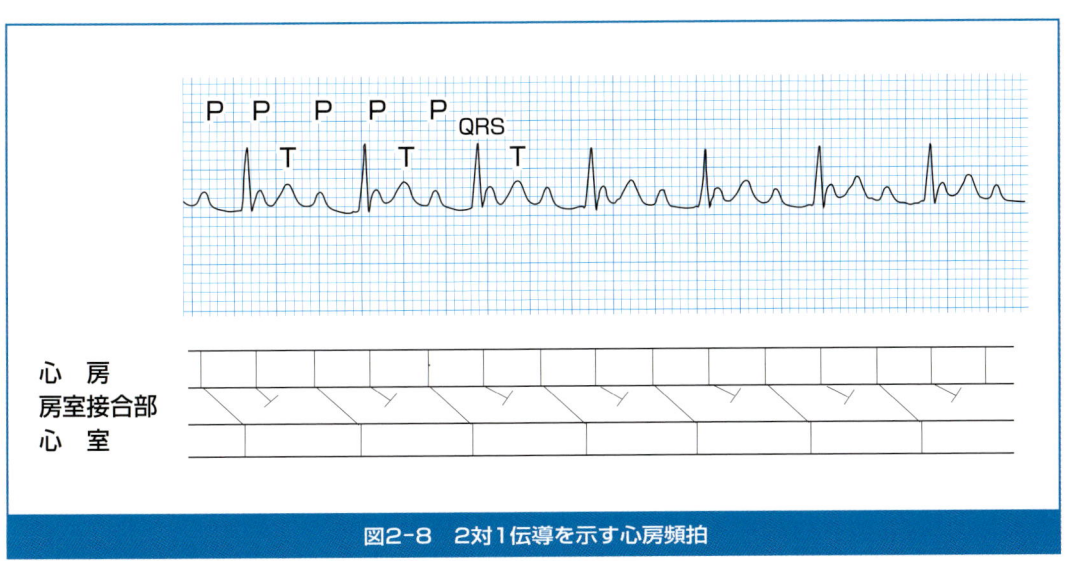

図2-7　P波の波高が増大した心電図

図2-8　2対1伝導を示す心房頻拍

　一般に，P波が尖っている時，2.5mm以上の場合に**肺性P**と言う．これは80歳の慢性閉塞性肺疾患の患者さんの心電図である．同じP波でもこのように違うことがお判り頂けるだろう．

　図2-8の心電図は，また複雑な心電図である．これも**P波**の話であるが，Pと記していないとなかなかお判りにならないかもしれない．Pと記してあるところにあるのがP波である．Pとお示ししなければ，QRSの成分かと思ってしまう．QRSが二峰性になっていてT波があり，P波があるという説明もできなくはないが，この方の場合，いろいろな情報を加味すると，

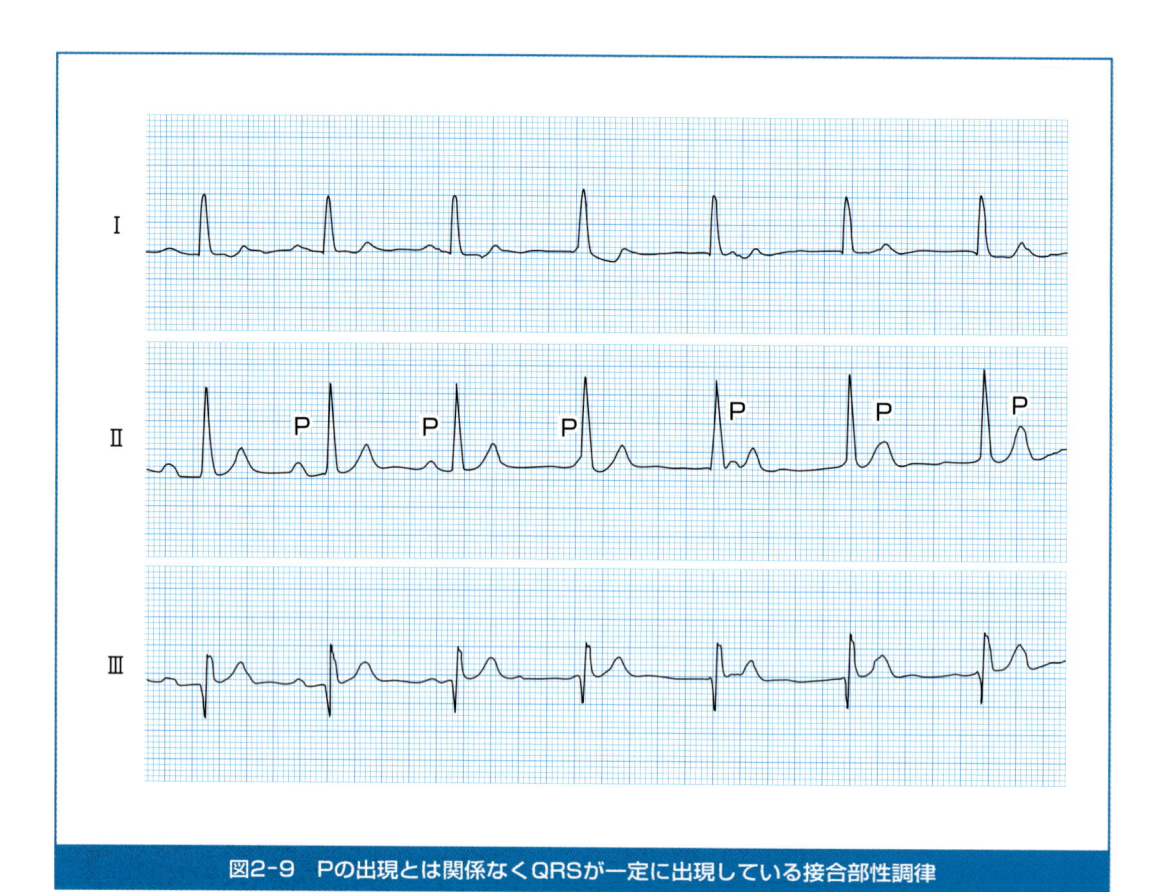

図2-9　Pの出現とは関係なくQRSが一定に出現している接合部性調律

これらはどうしてもP波である．
　どのように考えるかというと，心房の興奮がP波として認知できる．そこで，**ラダーグラム**と呼ばれる，はしご段のような興奮伝播の順位を示す図が，時に心電図の教科書には書いてある．一般には心電図診断をする時にはこうしたことを頭のなかで理解して行っているが，最初のP波は心房から房室結節を通過して心室を興奮させ，QRSを示す．次の心房興奮も同じように起きているが，房室接合部あたりで伝導が途絶してしまう．
　なぜ途絶するかというと，房室結節周辺の不応期にぶつかるからである．房室結節は，長い不応期を伴うとお考え頂きたい．他の心房筋，心室筋より長い．そのために興奮頻度が一定以上に速い心房の興奮をすべて心室には伝えない．
　このような不整脈があるのかと思うと，心電図は難しくなってしまう．このようなP波もあるという実例である．難しいことを申し上げているつもりはない．P波を見つけて欲しいがゆえに，このような複雑な心電図も出させて頂いた．
　さらに**P波**を見つけて頂きたいがために，変わった心電図（図2-9）を

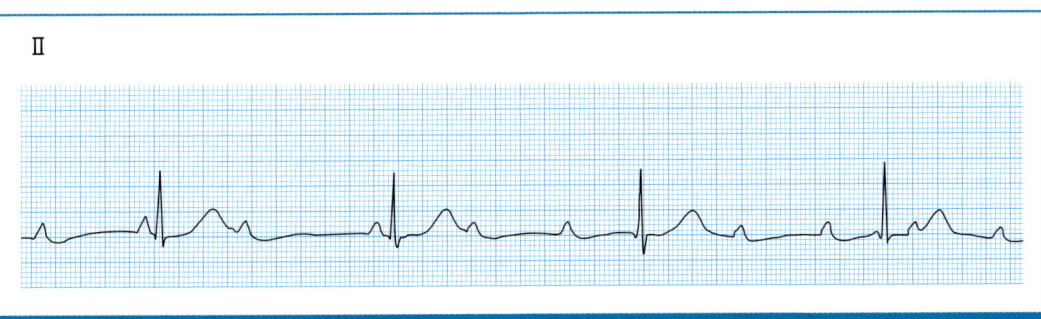

図2-10 P波は一定の頻度で出現しているが，QRSはPと無関係にゆっくり出現している完全房室ブロック

示す．1番目の心拍では，PとQRSとが少し間延びしているが，2番目の心拍のPと示したところにP波がある．次もP波がある．次はなくなっているように見えるが，QRSの立ち上がりの部分が少し鈍ってドロンとしている．ここにP波が隠れている．次はQRSのすぐ後にP波がある．その次はT波の上に重なる．さらに頂上にちょうど重なると，このようにT波が高くなるという実例である．

　すなわち，我々はこのようなP波を見出して，不整脈を診断している．P波は不整脈診断には重要で，これを見つけられなければ，この不整脈は一切診断がつかない．

　ただし，皆さんにこの診断を要求しているわけではない．P波を探す面白さから心電図が好きになる方もいらっしゃれば，「そんな難しいことを言うのでは，私には判らない」という人も出てくるだろう．

　今度はゆっくりとした，のんびりした心電図（図2-10）である．しかし，少し異様な心電図である．なぜかというと，QRSがこれだけしかない．これだけの長さのところに5心拍のQRSしかない．

　なぜこれがQRSかというと，同じようなT波を伴っている．しかし，時々デコボコがくっついている．デコボコが違う場所にある．T波の異常としてお示しした二相性，二峰性のT波であれば，どの心拍にも同じT波を伴うが，違う．そこに気づく必要がある．

　2番目の心拍では，T波にコブがない．ところが，3番目の心拍では，T波の頂上へ行くまでの間にコブがある．次は下りてくるところにコブがある．まちまちである．

　ところが，**P波という観点**から見て頂くと，この小さなコブはP波である．ほぼ規則正しくP波を追うことができる．すなわち，この心電図は，P波とQRSが無関係に出ている．このようなものを**房室解離**と言う．こうした所見もある．

　これは脈が遅くなる一つの事例である．遅い脈に対しては，対応の仕方がある程度決まっているが，急にこのような状況になることは比較的少な

い．急性心筋梗塞の時に，とくに下壁梗塞の患者さんでは，見ている間にこのような心電図を起こすことがある．しかしながら，この方は心筋梗塞の患者さんではない．そうした方はあわてて対応しなくても，寝かしておけば大丈夫である．

　P波は非常に小さな振れであるがゆえに，しかも心電図のなかに紛れ込むことがあるから，探すのが難しいことがお判り頂けたかのではないだろうか．興味をもたれた方は，ぜひこれからは心電図をそういう目でとらえて頂きたい．

♥ QRSから判ること

　次にQRSの話に入りたい（図2-11）．これはいちばん判りやすい波であるが，QRSにおいても微細な変化がある．ただし，微細な変化はあまり臨床的な意味がない．明らかな変化を見落とさないことが重要である．
　QRSは，**心筋梗塞の部位診断**に使われる．QSパターンを覚えておられるだろうか．下向きで上向きの成分がないQRSである．それがどの誘導に出ているかによって，心筋梗塞のおおよその部位診断が可能である．
　また，心臓には左右の脚がある．房室結節から心室に伝わるまでの過程に左右の脚という解剖学的な伝導路が存在する．そのどちらかの伝導障害が生ずると**脚ブロック**というパターンを生じる．M型，L型と説明したが，QRSの幅が広がる．
　あるいは，**WPW症候群**．副伝導路を通ってきた興奮が，時間的に早く心室を興奮させるがゆえに，QRSの立ち上がりが早くなってデルタ（Δ）波が形成される．

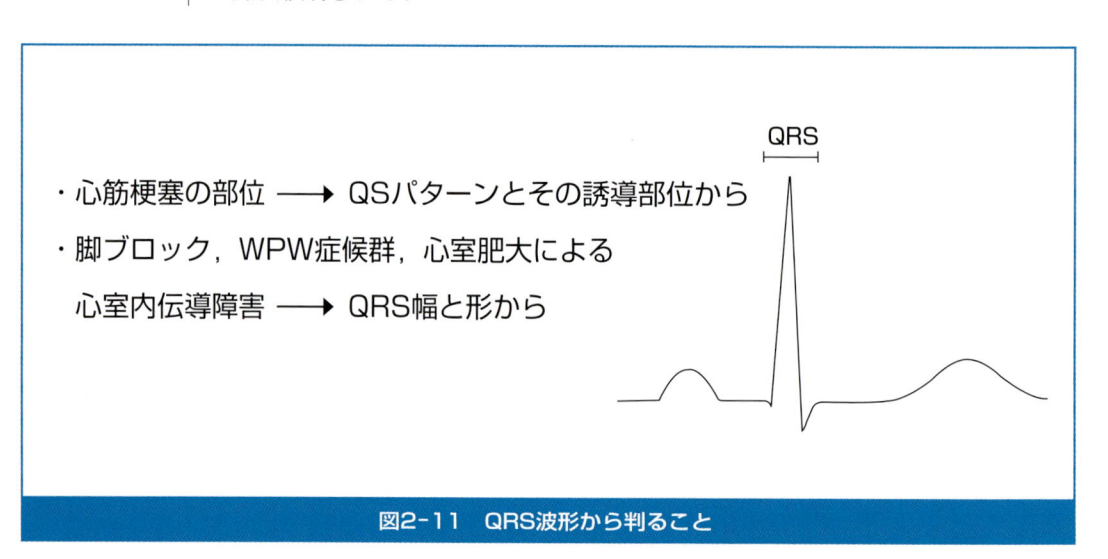

・心筋梗塞の部位 ⟶ QSパターンとその誘導部位から

・脚ブロック，WPW症候群，心室肥大による
　心室内伝導障害 ⟶ QRS幅と形から

図2-11　QRS波形から判ること

心室肥大に伴う変化は，心臓が大きいという意味である．
　心室内伝導障害は，QRSの幅と形から判る．脚ブロックがその典型例である．
　以上のようなことがQRSから判る．QRSの幅が広いとどうも具合が悪そうだと感じ取って頂きたいところだが，はっきり申し上げないとお判りにならないかもしれない．どんな心拍であっても，**QRSの幅が広ければ広いほど，その方の心臓はたいへん具合が悪くなっている**．
　正常な心拍は，QRSの幅が広くなくても，心室期外収縮で認められるQRSの幅が非常に広い方，あるいはもともと広くなかった方が広がってきた場合には，何らかの心機能の低下を必ず伴う．期外収縮として何も薬物が使われていない状況で，洞結節から始まり，房室結節，ヒス束，左右の脚を通過してプルキンエ線維，心室筋まで到達する刺激伝導系のうち，いちばん下流，作業心筋に近いところから出てくるものほどQRSの幅が広くなる．生理的にそのような状況下に置かれているともいえるが幅の広いQRSが出ることは，より上位の中枢の機能がうまく作動しないことも反映する．それゆえに，病気の経過の最中に**非常に幅の広いQRS**が出てくることは，**非常に危険な状況が迫っている**と見ることができる．
　教科書にはこのようなことは書いていないが，ぜひひとつそうした目で，ものを見て頂きたい．奇妙な格好をしていればしているほど，おかしいのである．

　図2-12の心電図は，いろいろな所見のある心電図である．V_5，V_6のP波は幅広く二つに山が割れている．僧帽弁疾患ではないが，右左の心房間伝導が延長している患者さんである．左右とも同じ患者さんの同じV_1，V_5，V_6誘導の心電図であるが，デルタ波を有している時と有していない時の違いである．
　右側は，QRSの立ち上がり部分が幅広く変な波が出ている．これがデルタ波である．V_1のRの振幅は，デルタ波が上向きで大きいため非常に高くなっている．本来は左側程度のRしかないものが，このように変わる．これはデルタ波が存在するゆえである．デルタ波の有無により変わるのだということが判れば良い．波形は患者さんによってすべて違うから，このパターンをイメージする必要は全くない．

　図2-13の心電図は，やはり**WPW症候群**の心電図である．第1心拍と第2，第3心拍とは波形が異なる．なぜ異なるかというと，第1心拍はデルタ波を通過していない，幅の狭い正常なQRSである．記録している最中にデルタ波が出てくると，このように波形が変わってしまう．
　胸部誘導でご覧頂いても，第3心拍は正常の波形である．第2心拍はデルタ波を伴っている波形で，Rが減高してしまう．このように変化する．

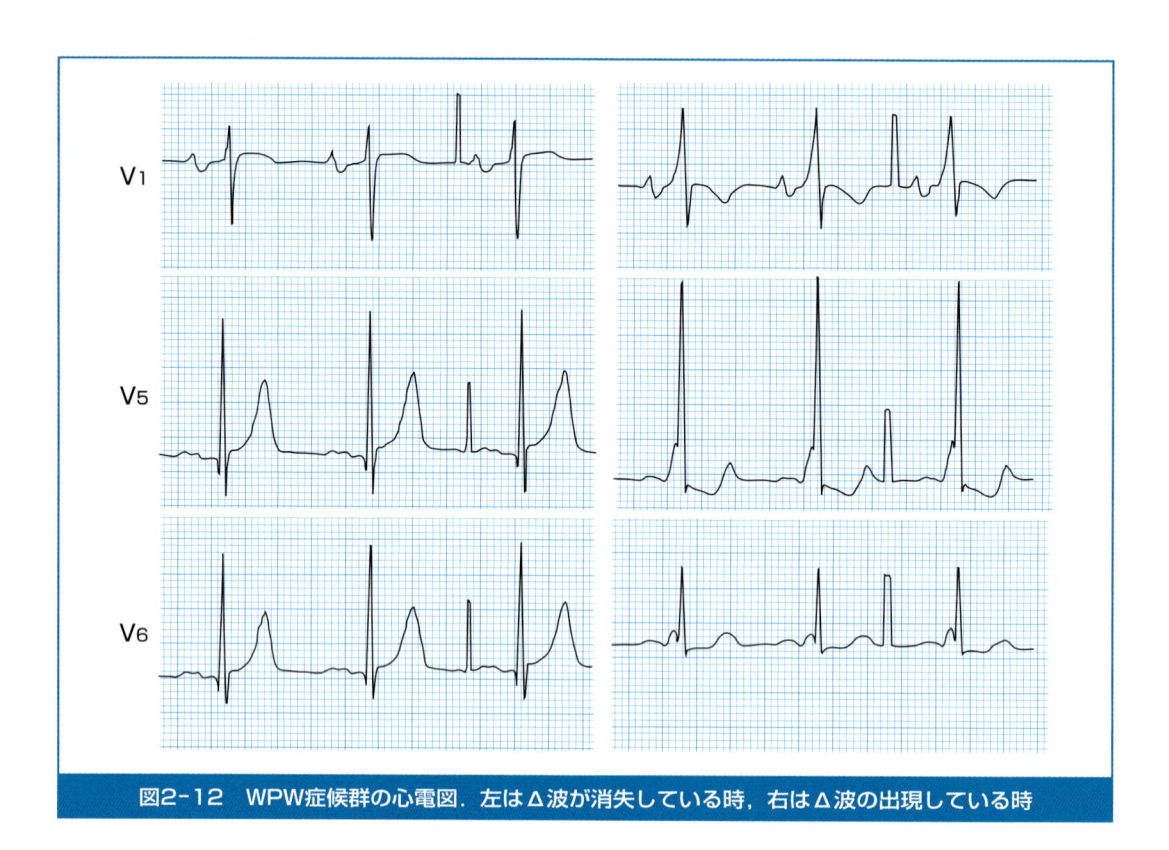

図2-12 WPW症候群の心電図．左はΔ波が消失している時，右はΔ波の出現している時

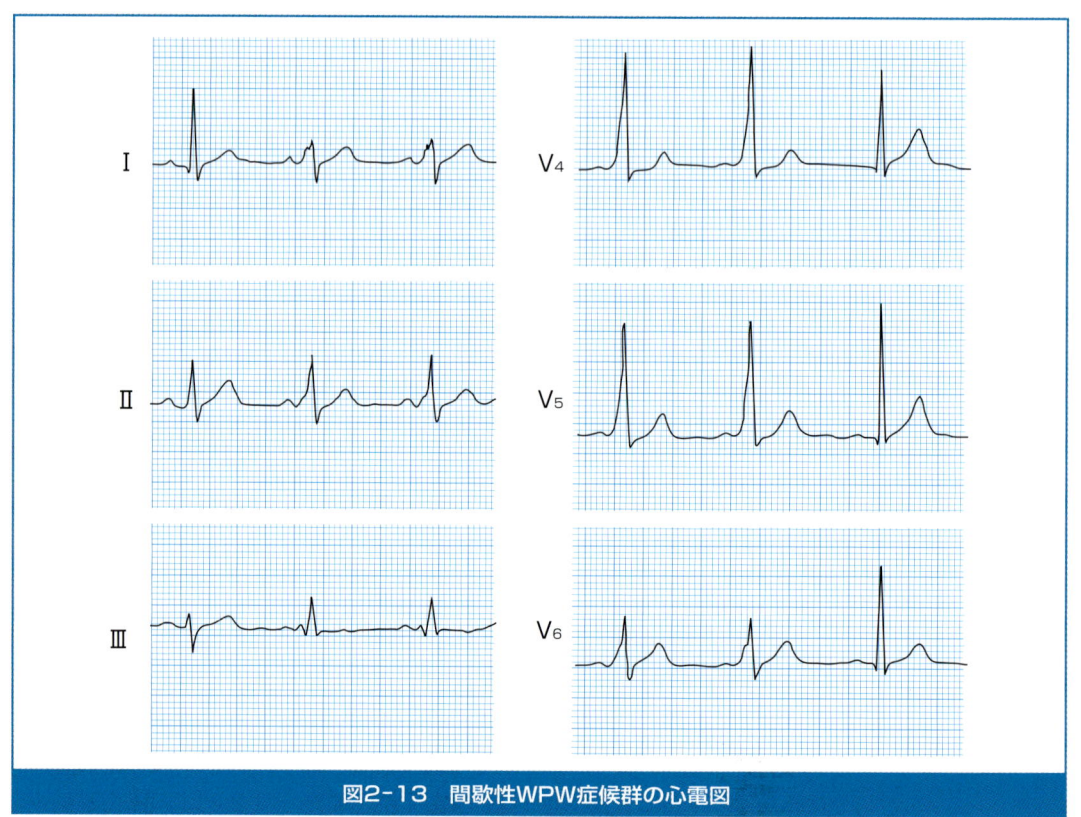

図2-13 間歇性WPW症候群の心電図

図2-14　期外収縮とQRS波形

心房期外収縮

心室期外収縮

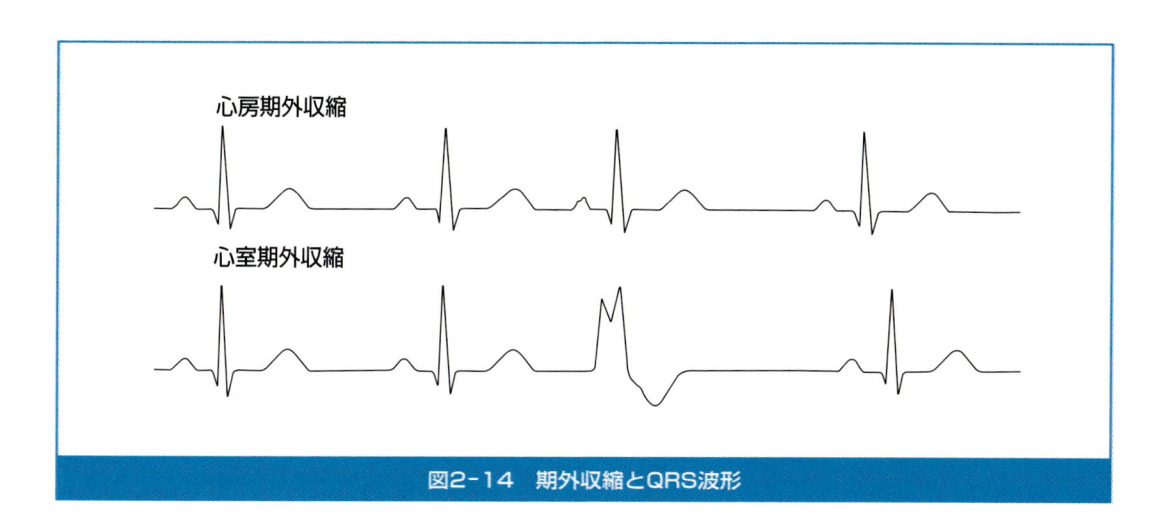

　WPWの人も常にWPWとは限らないのである．時にデルタ波が出たり出なかったりする人も稀ではない．

　図2-14の心電図は，**期外収縮**を示している．QRSの幅が広いものは要注意であるという原則がある．期外収縮とは，図2-14では，いずれの心電図も正常な心拍が二つ続いている．次に予測される心周期よりも早く，早期に出現した収縮をすべて期外収縮と言う．予測される心周期より早期に出現する収縮である．

　上段の心電図では，T波の頂上にP波が重なって，同じようなQRSが第4心拍目にある．これはP波を伴うことから，**心房期外収縮**と診断する．

　下段の心電図では，第3心拍目は明らかにQRSが広い．奇妙なT波を伴っている．これを見た時，この心拍が奇妙だと思わない人はいないだろう．そのぐらいは，どなたでもお判りだろう．すなわち，奇妙なものはまず心室期外収縮（稀に例外あり）である．これは具合の悪い方の実例ではないが，もっと病的になるとこの程度ではなく，もっと幅広くなる．もっとQRSの幅が間延びし，大きなT波を示す．そうなってくると，非常に具合の悪い状況だとも言えるし，より末梢を起源とする興奮であると考えられる．

　図2-15をみると，上の2段はそれぞれ心房期外収縮と心室期外収縮であることがわかる．

　3段目，4段目は，幅の狭いQRS 2心拍の後に，間延びして波形が異なるQRSが出現している．期外収縮の定義として，予測される心周期より早期に出てくるものと申し上げた．このQRSは，期外収縮に非常に似ているが，予測される心周期より間延びしている．**補充収縮**と言い，臨床的な意味合いが全く異なる．期外収縮は心臓の余分な興奮であるが，補充収縮は生理的に心臓を助けるために自衛手段を講じた心臓が興奮を示したも

図2-15 期外収縮と補充収縮

心房期外収縮

心室期外収縮

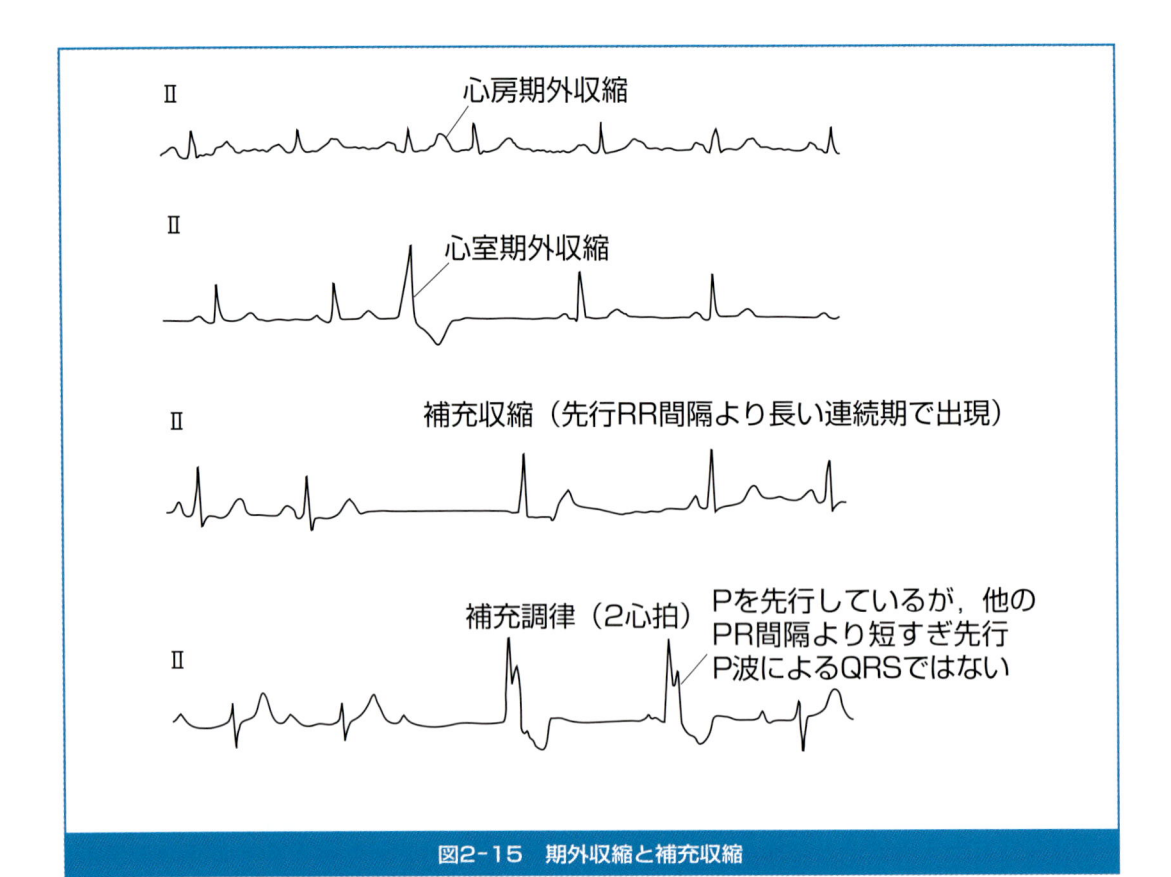

補充収縮（先行RR間隔より長い連続期で出現）

補充調律（2心拍）　Pを先行しているが，他のPR間隔より短すぎ先行P波によるQRSではない

のであり，幅の広いQRSを抑制しようと思ってはいけない．患者さんの心臓が止まってしまう．それゆえに意味が違う．**期外収縮は早期に出現するもの**であることだけ覚えて頂きたい．

図2-16の心電図は，**期外収縮**が続けて**一つおき**に出ている．皆さんもそのように見えるだろうか．第Ⅰ，第Ⅱ，第Ⅲ誘導であるが，第1心拍は正常な心電図，第2心拍は，おそらく次のQRSとの間隔が間延びして，QRSの幅が広くなっていることから，期外収縮と考えるところである．第Ⅰ誘導では，洞性のP波とおぼしきものをほぼ等しい間隔で追うことができる．一つおきに心室起源と思われる期外収縮が出ているのである．奇妙なものが，一つおきにペアで出ている．このようなものを**二段脈**と言うが，いずれも単発の期外収縮で同じような波形をしている．

図2-17の心電図は，応用問題的である．たとえば第2心拍を見て頂くと，これまで見てきたどの期外収縮よりも幅が広い．この患者さんは，抗不整脈薬を使って心臓の伝導を抑制している．そのためこのようにQRSの幅が広くなっている．QRSの幅はこのように延びるのである．幅が

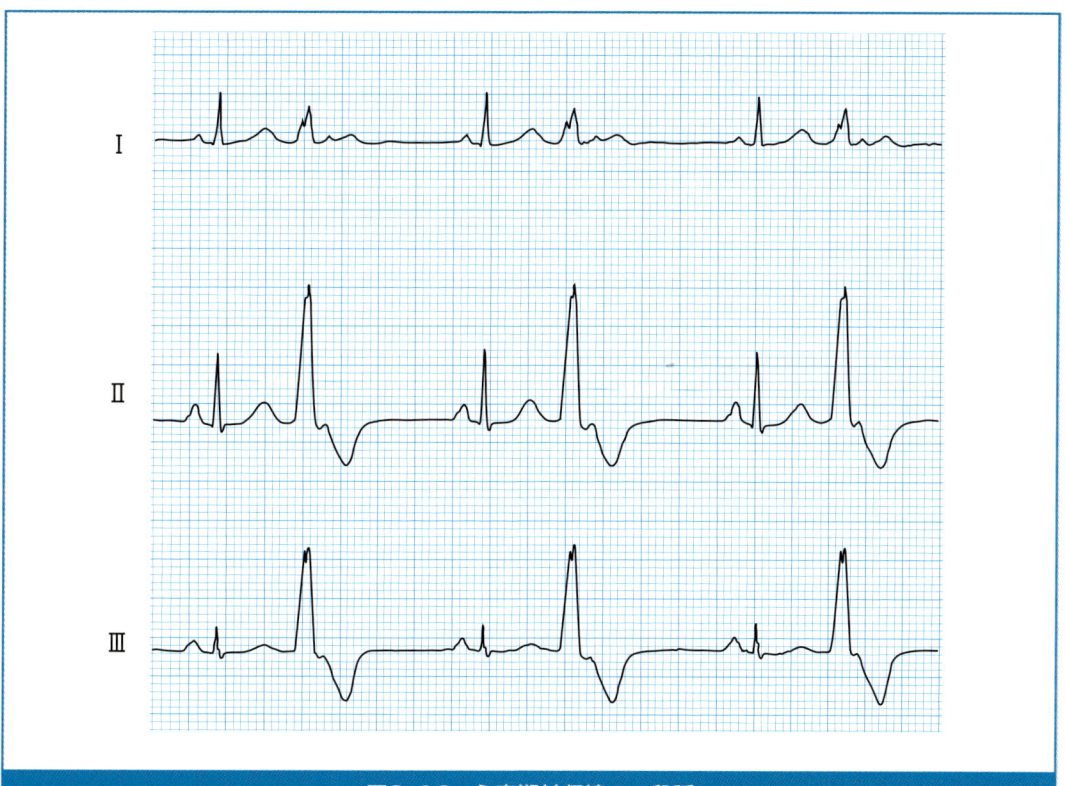

図2-16　心室期外収縮の二段脈

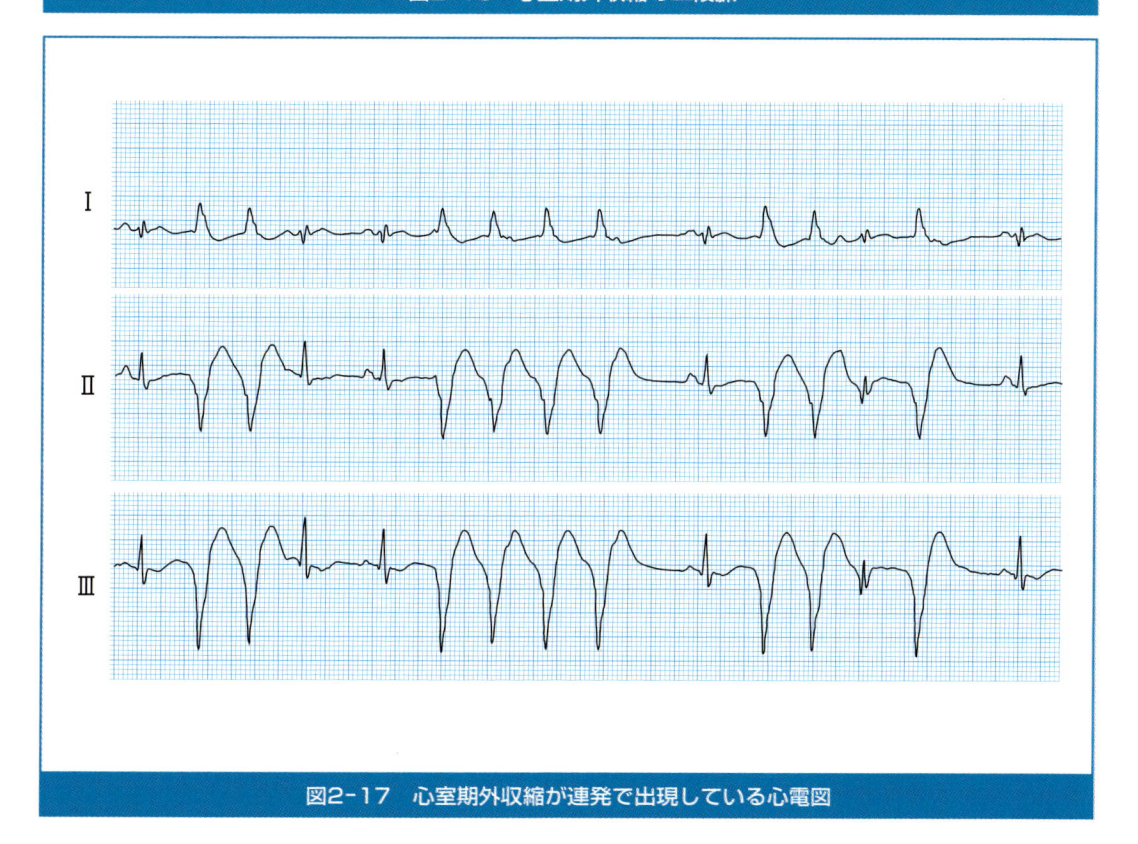

図2-17　心室期外収縮が連発で出現している心電図

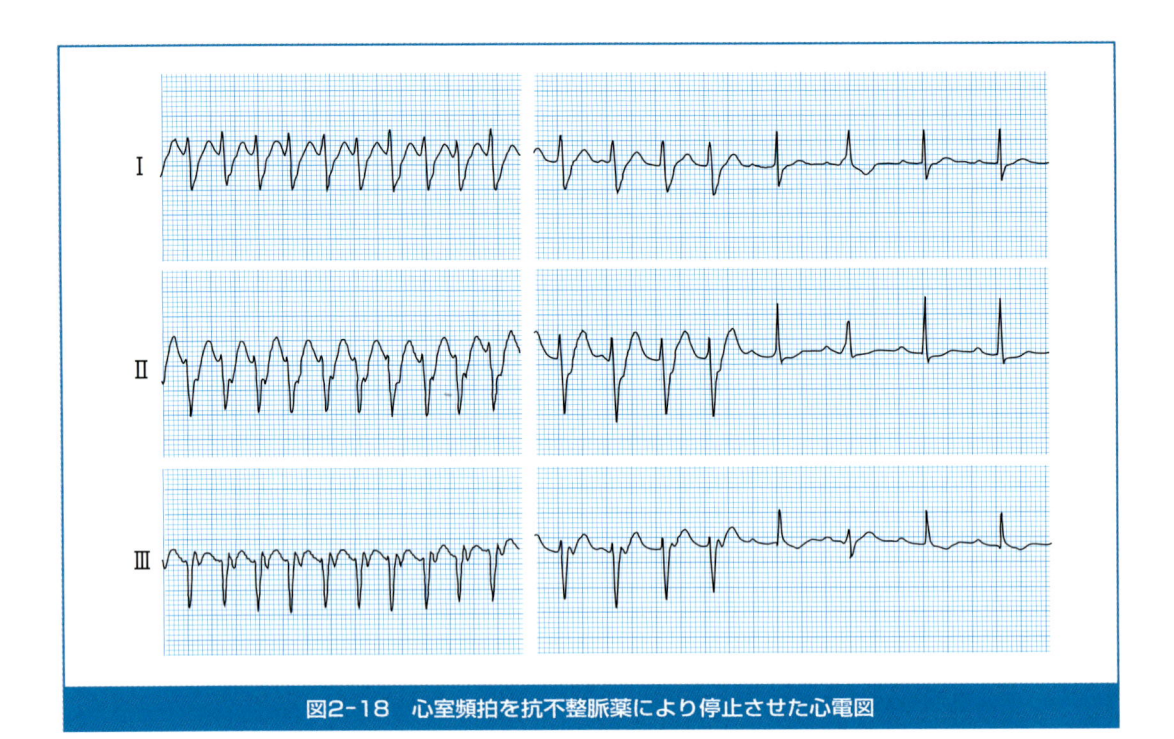

図2-18　心室頻拍を抗不整脈薬により停止させた心電図

5mmぐらいある．第1心拍が，この方の基本の収縮パターンである．第2心拍，第3心拍と期外収縮が二つ続けて出ている．これを2連発と言う．三つなら3連発，四つなら4連発と言うが，**3連発以上の場合を心室頻拍**と一般的に定義している．

　では，2連発と4連発とで何が違うのか．私がもしそのような質問を受けたら，あまり違いはないが，ただし，世間では3連発以上を心室頻拍と言っているので名前が変わるのだと申し上げたい．しかし，世間のルールとして覚えておいて頂きたい．3連発以上続くものを心室頻拍と言う．3連発以上であるから，4連発でも，5連発でも，10連発でも心室頻拍である．

　この方は2連発，4連発，2連発，そして1心拍出ている．繰り返している方である．

　図2-18の心電図も，やはり第Ⅰ，第Ⅱ，第Ⅲ誘導であるが，左側はQRSが非常に密に，しかも規則正しく並んでいる．右側へ行くと，QRSの間が少し延びて，すなわち，心拍が少しゆっくりになり，その後，P，QRSといわゆる基本の心電図波形が出現している．その次の心拍のQRSは，少し形がおかしいが，おそらくWPWのように期外収縮と重なってしまったために，波形が変わっているのだろう．これは無視して良い．

　R-R，つまりQRSの間隔が，7mmぐらいの間隔で非常に速い心拍で続いている．それが薬物を使って正常の洞調律に戻ったところである．QRS

- 右胸心，軸偏位
  左室肥大，右室肥大
- 気胸

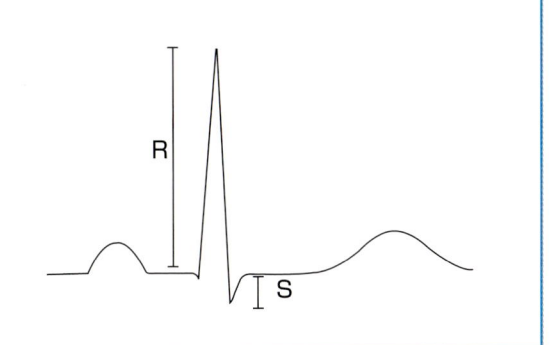

図2-19　QRSの振幅（Rの高さとSの深さ）からわかること

の形は，このように洞調律に戻ると正常になる．それをご覧頂きたくてお示ししたものである．

さて，次に**Rの高さ**と**Sの深さ**から何が判るか（図2-19）．すなわち，いわゆるパターンが変わることで，何に問題があるかである．右胸心や軸偏位，肥大が判るが，実際には12誘導を見ないと，一つの誘導の変化からだけではなかなか難しい．むしろRの高さが減高した場合には，虚血，心外膜に水がたまった，胸水の貯留といった変化が窺える．心臓からの距離，あるいは心臓と電極との間の抵抗が増えることによって，波形が減高してくるのである．減高することに意味がある．

増大する場合には，たとえば乳房を切除すると，心臓と電極との間が近づくので大きくなる．大きくなることは，心肥大を除きあまり病的な意味がないので，問題にならない．

また左側の自然気胸でも，心臓と電極間に空気が存在するため，V_5，V_6あたりでR波が減高する．

STから判ること

次に**ST**から何が判るか（図2-20）．**ST低下**を示すものは，狭心症発作，心筋症，心室肥大，ジギタリス効果．**ST上昇**をみるものは，貫壁性急性心筋梗塞，冠攣縮性狭心症発作，心膜炎である．

STが下がるのが**狭心症**で，上がるのが**心筋梗塞**である．心電図を勉強しようと思われる方は，皆さんお経のごとく知っていることだろう．これはある部分正しいが，100％とは言えない．もともと上がっている人，下がっている人，それぞれあり，必ずしも病的とは言えない部分もあるが，たとえば下がっていた方が上がった，正常だった方が下がった，上がった

① ST低下から・普通の狭心症発作
　　　　　　　心筋炎，心筋症
　　　　　　　心室肥大，ジギタリス効果

② ST上昇から・貫壁性急性心筋梗塞の時期
　　　　　　　冠攣縮性狭心症発作，
　　　　　　　心膜炎

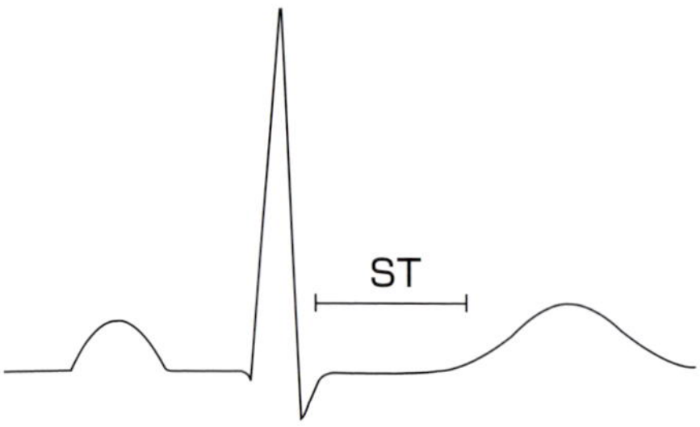

図2-20　ST部分から判ること

・ST低下＝狭心症

・ST上昇＝冠攣縮性狭心症

（狭心症のST変化は，症状の回復とともに発作前の状態に復する）

図2-21　心筋虚血による心電図変化

といったものは意味のある所見となる．

　心筋虚血による心電図変化は（図2-21），一つの重要なテーマであり，いま申し上げたとおりであるが，**冠攣縮性狭心症**というものがある．ふつうの狭心症は，冠動脈の内腔が動脈硬化によって狭小化し，血流が減少するためにひき起こされる症状である．同じように血流が遮断されるが，攣縮といって，ビニールチューブに陰圧をかけると凹んでくっついてしまうのと同じような現象が，冠動脈に生じて起こる狭心症を**冠攣縮性狭心症**と言う．

　このタイプの狭心症は，我々日本人をはじめとするアジア人に多い．欧米では比較的少ないと言われている．欧米では動脈硬化に起因する狭心症が多い．日本では，欧米にくらべて，冠攣縮性狭心症が多いのが特徴である．

　ふつうの狭心症はST低下，冠攣縮性狭心症はST上昇を示すが，狭心症のST変化は，症状の回復とともに発作前の状態に復する．狭心症は，元に戻ることが非常に重要である．元に戻らないものは，心筋に障害を残したと理解できる．

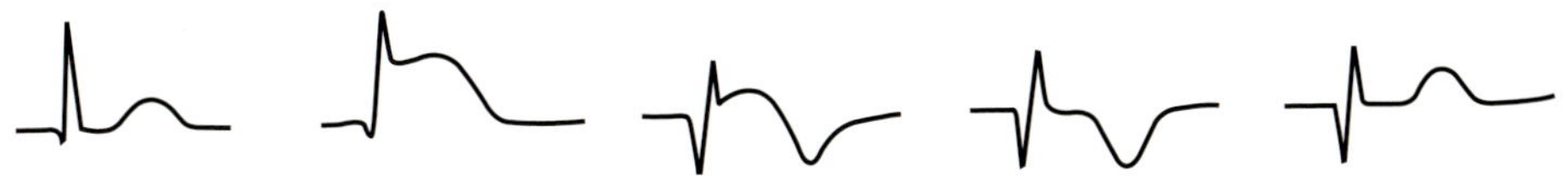

A. 梗塞前　B. 梗塞後数分〜数時間　C. 1日後　D. 1週間後　E. 数カ月後

図2-22　心筋梗塞後の心電図の経時的変化

　図2-22は，心筋に障害が残ってしまったような時には，心電図にどのような変化が生じるかである．これは医学生向けの内科学の教科書にも書いてあるが，看護学の教科書にも出ているのではないだろうか？
　図2-22は，P波を描いていない．ST部分だけに注目して頂くように描いたシェーマである．
　Aの梗塞前の心電図波形は，STが正常に基線とほぼ等しいレベルにある．
　Bの急性期，梗塞後数分〜数時間では，STがこのように上昇する．
　Cの1日後では，上がった部分がだんだん低下して，元の基線に戻るように変化してくる．そして終末成分が陰性に振れている．強いていえば，この時期は，＋から－へ行くので，二相性になる．陰性のT波ができつつあり，Rが減高してQ波が深くなってくる．たまたまRの高さが同じようなサイズで描かれているが，必ずしもそうではない．Rが低下し，波高が小さくなることが重要であり，また，Qが深くなることが重要である．とくに梗塞であれば，ただ深いだけでなく幅が広くなる．教科書には1mm以上，40msec以上のQの幅があると規定されているが，それを異常Q波と言う．
　Dの1週間後では，きれいな陰性のT波が出てくる．これを冠性Tと言うが，冠性Tには特徴がある．これは左右対称である．下がってくる角度と上がっていく角度が非常に近い．この原因によらないT波は，多くは下降する場合になだらかで，回復は急峻になる．心筋梗塞を起こした後のT波は，二等辺三角形が下を向いたような格好になるという特徴を有している．簡単な鑑別法である．

　心筋梗塞，あるいは冠攣縮性狭心症の時のSTの上昇の仕方が，お判り頂けただろうか？　図2-23は，ST上昇の種々のタイプであるが，Aのような上がり方はどちらかというと正常亜型である．病的な意味をもたないことが多い．Bのようにすぐに立ち上がるものが，急性虚血の時にみられ

図2-23　ST上昇のタイプ

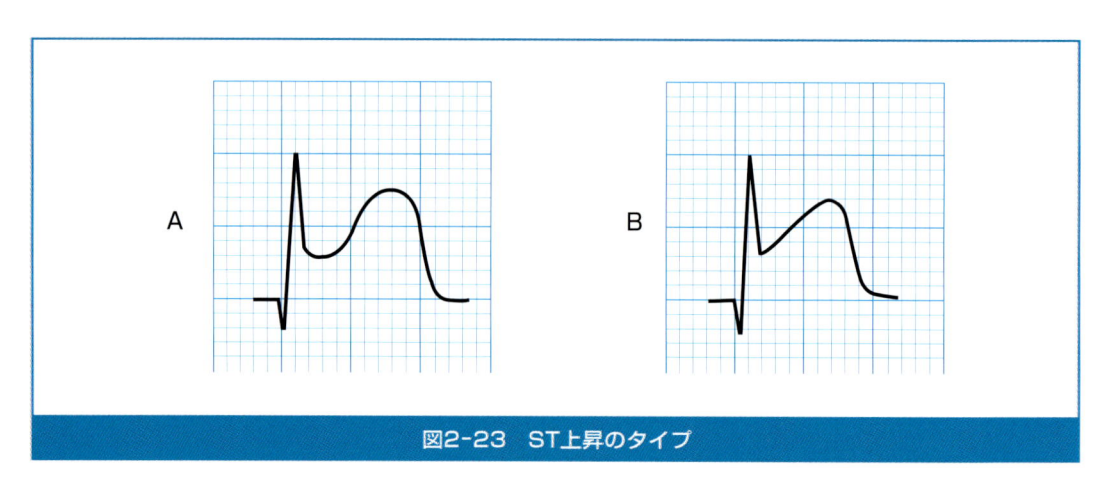

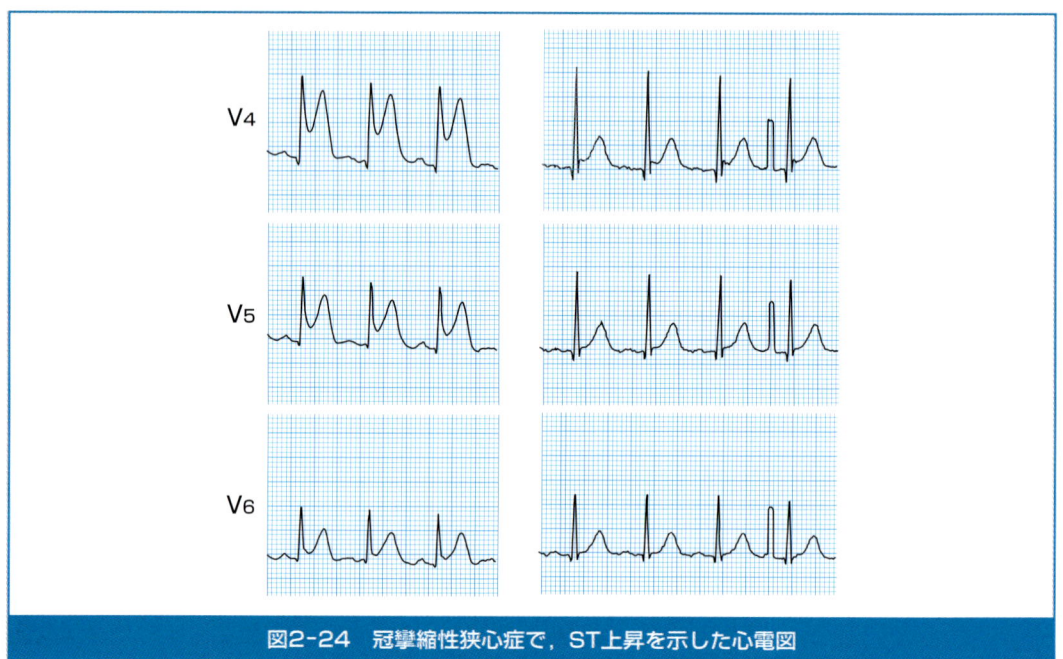

図2-24　冠攣縮性狭心症で，ST上昇を示した心電図

る典型的なパターンである．

　実例をお目にかけたい．**図2-24**は，冠攣縮性狭心症の発作時の心電図である．患者さんが来て胸が苦しいというので心電図をとると，V_4，V_5，V_6で，左のように**STが上昇**している．発作がおさまってくると，それが右のようにここまで回復する．わずかにST上昇が残るが，このレベルは一般に異常とはみなされない．

　図2-25では，12誘導心電図で心筋梗塞を示す．前述したようなST上昇がいくつかの誘導に認められる．第Ⅰ誘導では，STは上がっている．第Ⅱ，Ⅲ誘導では，上がっていない．aVLでわずかに上がっている．aVF

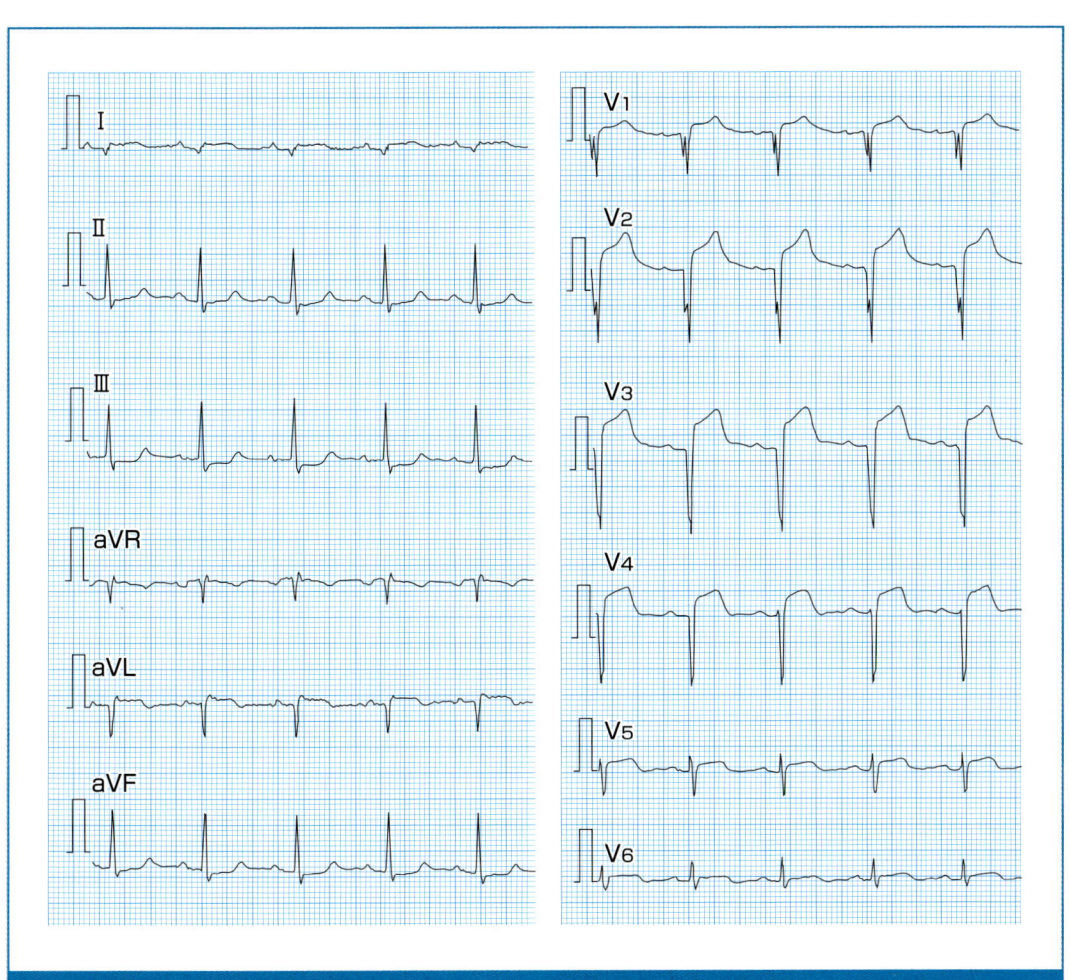

図2-25　広範な前壁から側壁にかけての心筋梗塞の心電図

では下がっている．

　胸部誘導について見ると，V_1からV_6まで上がっている．上がる程度はV_2，V_3がいちばん大きく，あとはⅠ，aVLで上がっている．

　以上のことから，この患者さんは，心臓のなかの**広範な前壁から側壁にかけて梗塞を起こした**と診断される．

　このように12誘導心電図では，梗塞に典型的な心電図所見を示す誘導から，**梗塞巣の局在**がある程度診断できる．すでにこうしたことを現場で経験されている方もかなりいらっしゃるだろうが，このように応用するのである．

　図2-26は，Ⅱ，Ⅲ，aVFとV_4〜V_6でSTが上昇している．先ほどのシェーマとまさに同じで，上がる時にゆっくり下に凸のカーブを描いて上がっている．この方の場合，aVR，aVLでは，STが下がっている．下壁と側壁のミラーイメージ，鏡面像といってSTが下がるので，この場合には

図2-26 急性下壁梗塞の心電図

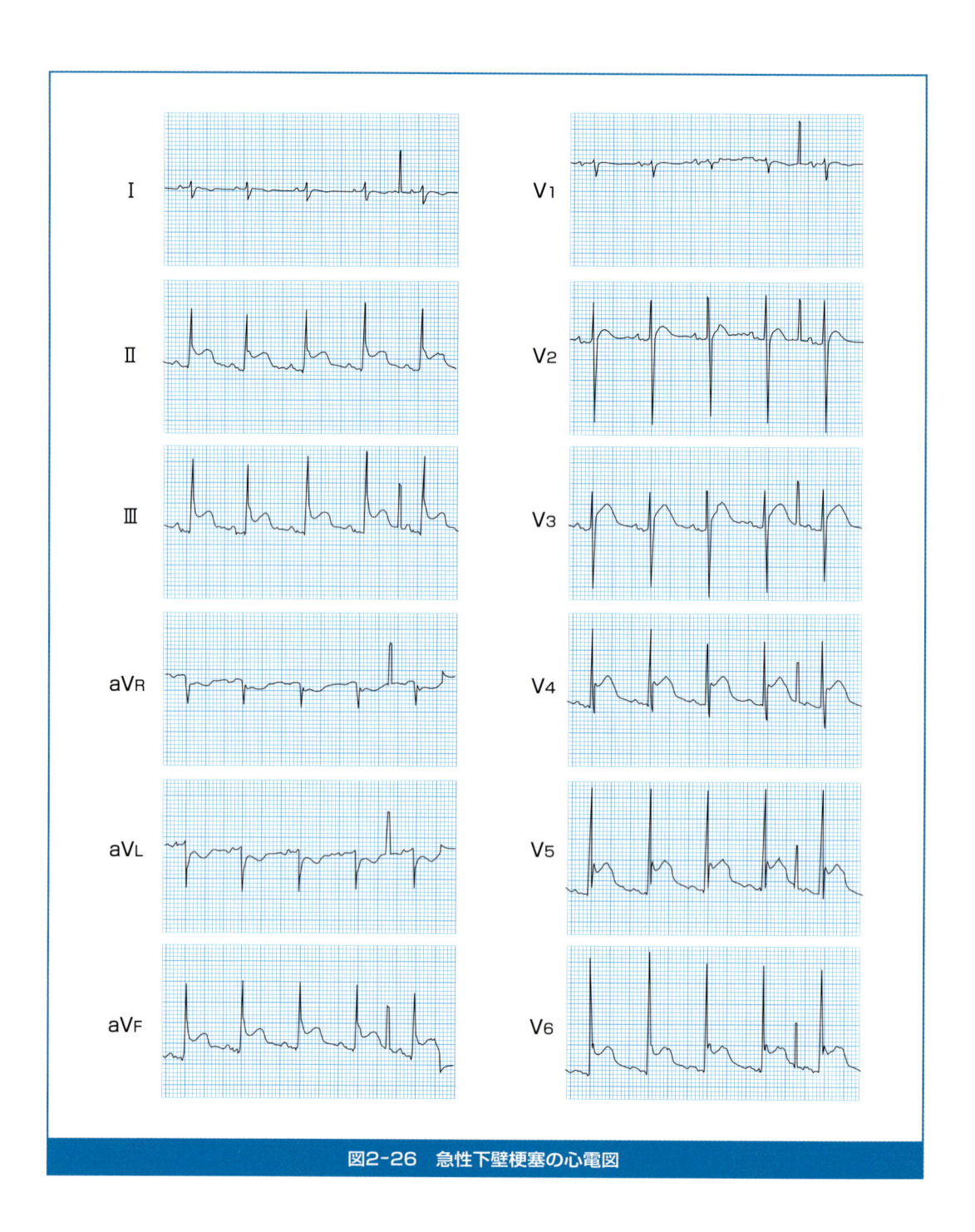

上がっているところをとって頂きたい．そこは専門医が判断するから，このようにSTが上がる，しかも全部の誘導で同じに出ない，ということをご理解頂ければ良いだろう．

次は**ST低下**である（図2-27）．STが下がるといっても，いろいろ

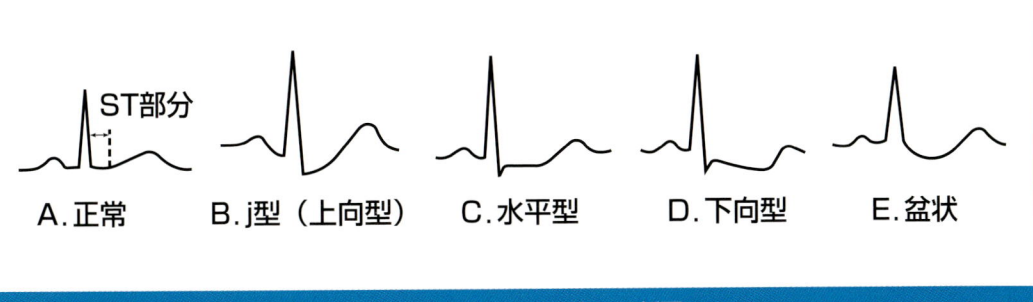

図2-27　種々のタイプのST低下

A. 正常　B. j型（上向型）　C. 水平型　D. 下向型　E. 盆状

な下がり方があり，非常に微妙である．すべて診断しなくてはならないわけではない．このようなことがあると知っているのと知らないのとではだいぶ違うので申し上げたい．

　一般にSTが下がっているか否かについて，QRSの終末点をJ点と言うが，J点から2mm後のST部分が，基線とどれだけシフトしているかで，何mm下がっているという表現をする．しかし，そのようなことより，まず格好を見てイメージして頂きたい．

　一般に，ST部分がアルファベットのJの先のように曲がっている場合，虚血性の変化であることは少ない．重要なものは，狭心症でみられるような変化は**C**の水平型，あるいは**D**の下向型である．この二者が虚血の変化と知られている．**E**は盆状と言われるもので，ジギタリス中毒あるいはジギタリス効果の特徴である．ジギタリスはこのようにSTを下げる．**盆状**というより**丼型**と言ったほうが良いかもしれないが，このようなものを盆状と言う．先人がつけた名前で今さら訂正できない．

♥ Tから判ること

　次は**T波**である（図2-28）．T波は，増大あるいは逆転などがあるが，高K血症，低K血症などの電解質異常で変わる．また，心筋梗塞の経過で，いわゆる冠性T，二等変三角形のようなきれいなものが出てくる．あるいは心室肥大で心室に負担がかかってくると，なだらかに下がって比較的急峻に上がるといったTの陰転化を呈し，これは心室負荷のパターン（ストレインパターン）として知られている．

・高K血症，低K血症
　心筋虚血，心室肥大など

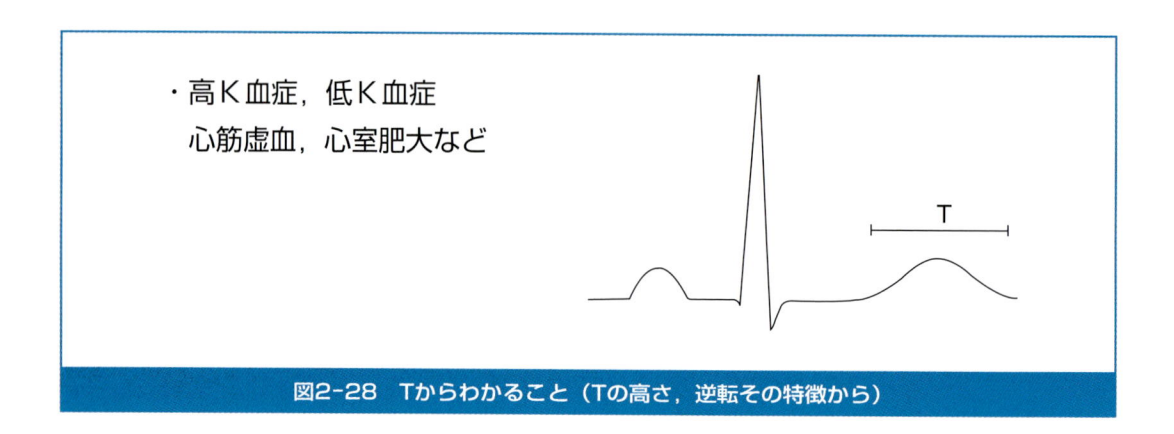

図2-28　Tからわかること（Tの高さ，逆転その特徴から）

♥ PとQRSの関係から判ること

　次は，**PとQRSの時間的関係**から何が判るか（図2-29）．**間隔の問題**である．間隔は調律診断で重要になる．P波が重要だと申し上げた．PとQRSの間隔，P-P間隔あるいは，P-Q間隔が一定ならば，P-P間隔を測るよりR-Rを測ったほうが簡単だが，そのような間隔が長い，短い，詰まっている，間延びしている，といったことがすぐに認識できることが必要となる．

　人間の目は，非常に精巧な機械であり，ごくわずかな異常を簡単に見抜くことができる．とくにトレーニングを積んで頂ければ，ディバイダーを当てる以前に異常に気づく．できればそのようなナースになって頂きたい．ぜひそうした目でものを見るようにして頂きたい．

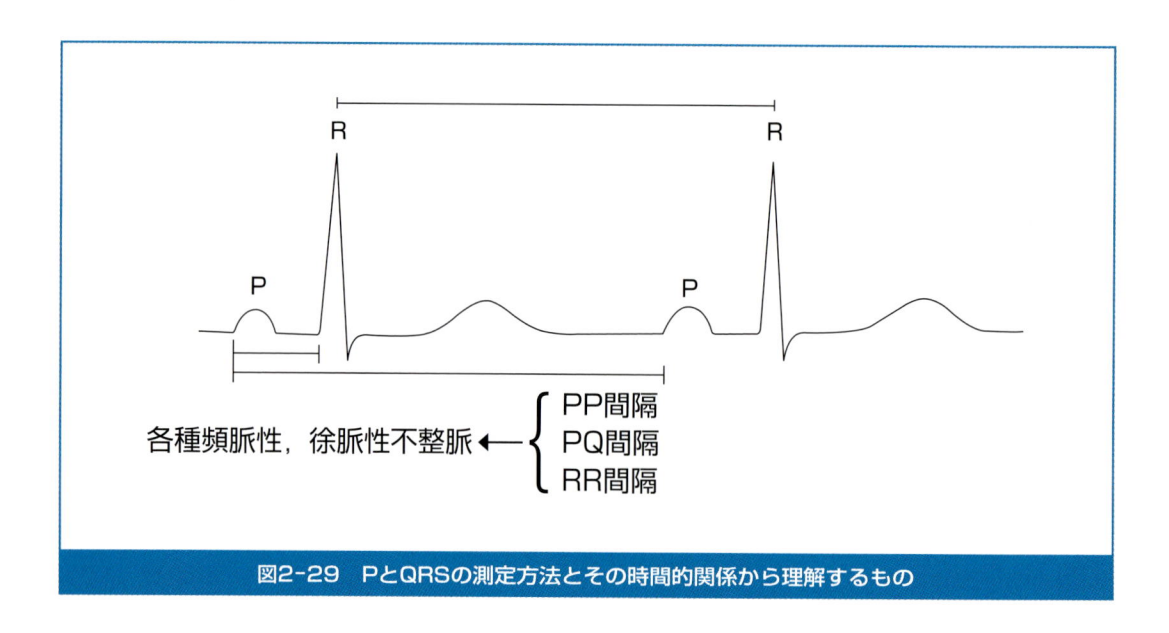

各種頻脈性，徐脈性不整脈 ← { PP間隔 / PQ間隔 / RR間隔 }

図2-29　PとQRSの測定方法とその時間的関係から理解するもの

QTから判ること

次に，**QT間隔**は，重要な警告を発することがしばしばある（図2-30）．QTが延びると非常に困ったことが起きてくる．それゆえにQTが重要になる．

副甲状腺機能亢進症などによる低Ca血症は，QTが短縮し，副甲状腺機能低下症などの高Ca血症では，QTが延長するが，これは稀な疾患である．むしろ他の原因，すなわち薬剤，他の電解質異常などによるものがずっとポピュラーである．ただし，甲状腺外科を専門にやっているような病院では，甲状腺切除で副甲状腺も一緒に取られてしまうため，副甲状腺機能低下症をしばしば起こす．しかし，ふつうはなかなかお目にかからない．

重要なのは，**QT延長症候群**である．これはもともとそうした体質，あるいは抗不整脈薬の中毒，抗不整脈薬以外の薬剤に起因するものがある．そのような薬剤を知らずに飲んでいて，QTが延びて非常に困ったこと**（トルサード・ポワン：torsade de pointesと言う多形性心室頻拍）** が起きるという報告が最近相次いでいる．

図2-31では，QTはどのように見分けるか．これも本当はパッと心電図を見ただけで「QTが長いな」と思えるかどうかであるが，心電図2-31は，右と左は，同じ患者さんの心電図である．右はソタロールという薬を飲んだ後の心電図で，QT，すなわちQRSの初めからT波の終わりまでの間隔が延びている．左の心電図ではおよそ10mmである．右は13mmぐらいある．10mmに対して13mmと延長している．

左は不整な心房細動の状態であるが，明らかに右のほうが長い．右は小さいP波があり，正常の調律ではあるが，QTが明らかに延長している．徐脈になるとQTは延長するが，これはソタロールという薬が患者さんのQT

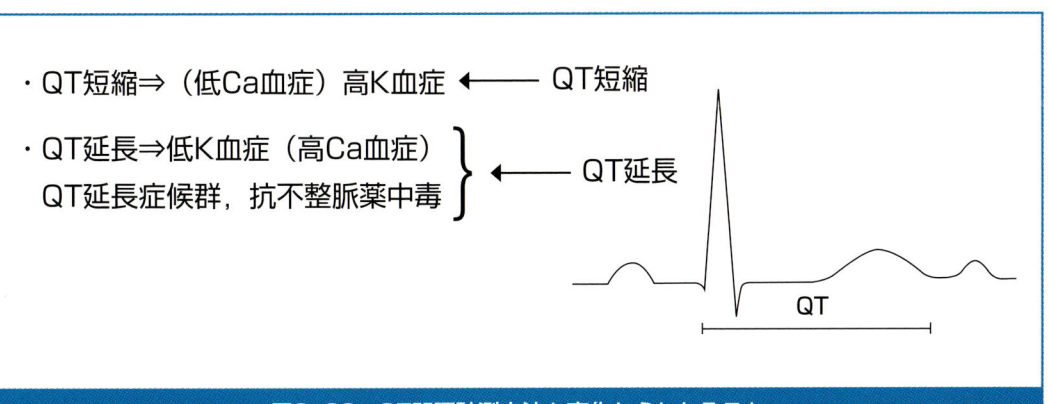

- QT短縮 ⇒（低Ca血症）高K血症 ← QT短縮
- QT延長 ⇒ 低K血症（高Ca血症）
  QT延長症候群，抗不整脈薬中毒 } ← QT延長

図2-30　QT間隔計測方法と変化からわかること

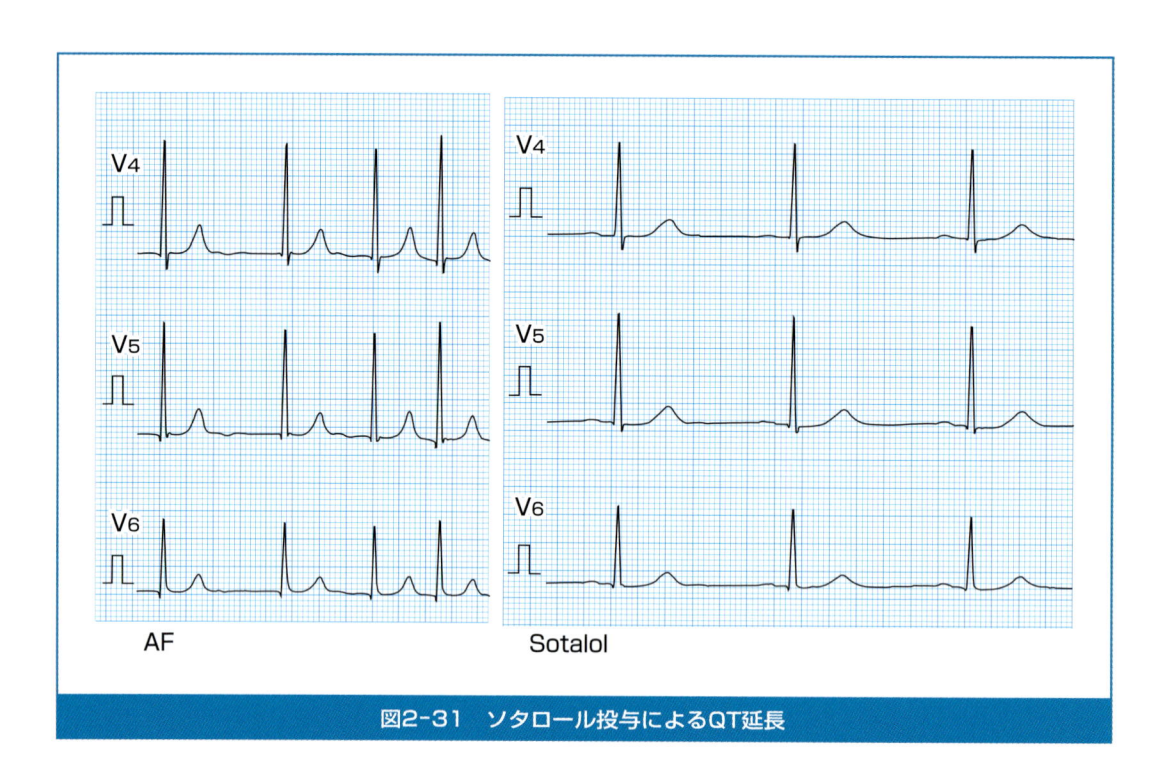

図2-31 ソタロール投与によるQT延長

をさらに延ばしたものと思われる.

非常に奇異な心電図（図2-32）をお目にかけたい．これが本書でお見せする心電図のなかで，最も奇異な心電図かもしれない．非常に奇妙である．ぜひこの心電図を目に焼き付けて頂きたい．ただし，これから解説するが，この心電図を正確に診断する必要はない．

1段目を見て頂くと，P波があり，QRSは正常と思われる．ところが，台形の非常に奇妙なT波である．QTは延びている．異常に延びている．16mmぐらいあるだろうか．すなわち650msecぐらいである．QTの正常値は0.44ないしは0.45ぐらいまでと言われているから，200msecもQTが延びている．そのような状況で同じような心拍が続いている．比較的間延びしている．ゆっくりした徐脈である．そして，期外収縮とおぼしきものが時々顔を出し，秩序が乱れそうになっている．

ところが，2段目の心電図は全く規則正しい．3段目でまた変なものが出てきて，ついに3段目の後半では上向きのQRSがいくつか並んだ後，下向きに変わり，それを繰り返し，振幅も広がって縮み，広がって縮みと繰り返している．

これは**トルサード・ポワン**（torsade de pointes）という不整脈である．日本語の名前がないのでトルサード・ポワンで覚えて頂きたいが，変わった名前の不整脈である．

種明かしをすると，2段目までの遅い心拍を示しているときは，T波に

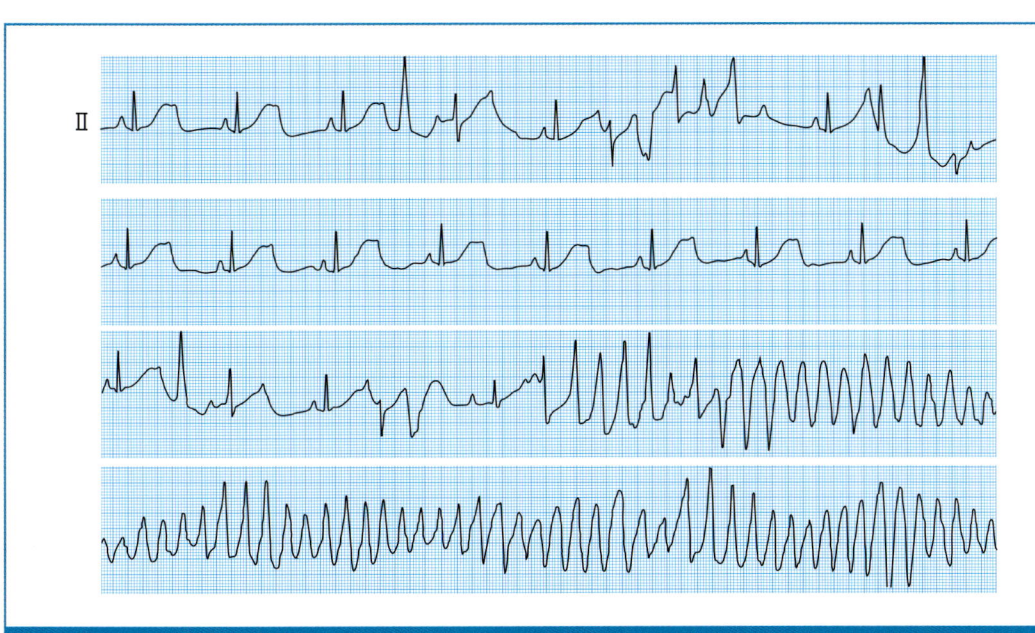

図2-32 三環系抗うつ薬使用中に発症したトルサード・ポワン

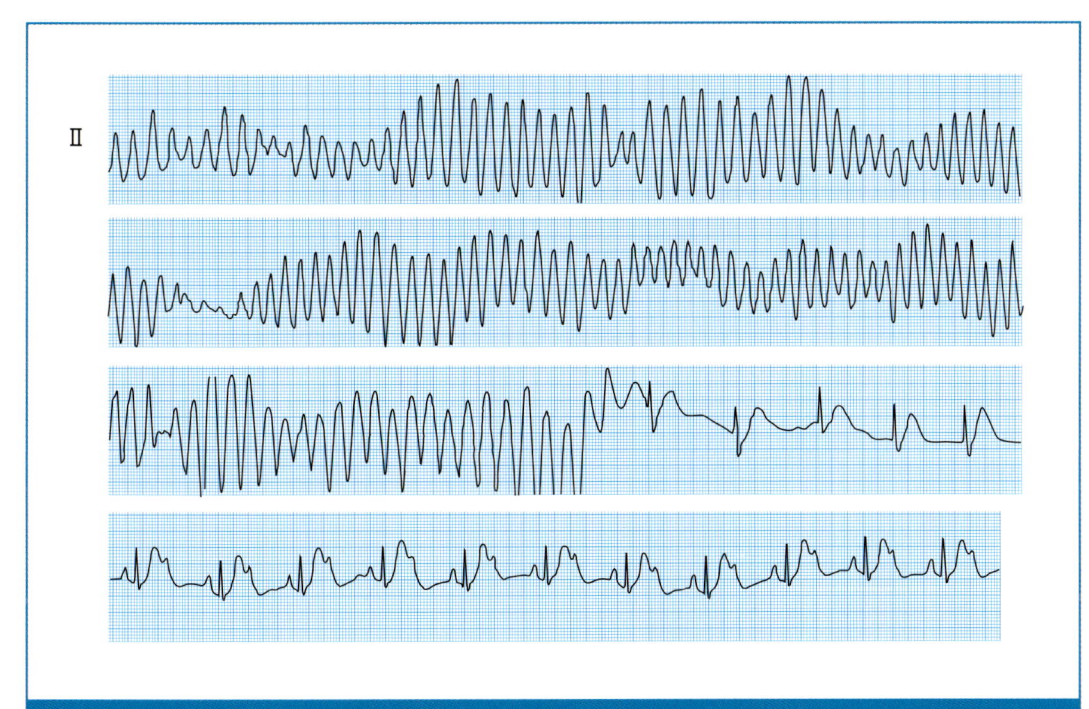

図2-33 トルサード・ポワンの自然停止（図2-32の連続記録）

重なってP波がある．P波の重なる部分が角張って，T波が台形のように見えるのである．P波（心房の興奮）は規則正しくあるが，房室ブロックが生じており，QRSを伴わない．2対1の房室ブロックがあるがゆえに徐脈

になり，心拍数が1/2になってしまう．そのために，よりQTが延び，期外収縮が出現して，トルサード・ポワンが発生した．

トルサード・ポワンの定義は，QT延長に伴い，このように波形が均一でない，多形性の心室頻拍を意味する．**QTが延長している時に多形性の心室頻拍を発症したもの**に対して，**トルサード・ポワンと命名**する．これが世界でいちばん厳密な基準である．

もう少し緩く考えれば，このように上向き，下向き，あるいは振幅が大きくなったり小さくなったり，それを繰り返していくものに対してトルサード・ポワンと言っても間違いではない．後でQTが延びていない時に起きている例を示すが，それは厳密な意味では「QT延長に伴わないトルサード・ポワン」としなければならない．覚える時には，QT延長に伴うひどい不整脈をトルサード・ポワンと言うと覚えて頂きたい．これが続くと患者さんは失神し，停止しないで心室細動に移行すると死亡する．

しかしながら，図2-33のようにしばしば自然に止まる．それが一つの特徴である．100%止まるわけではなく，止まらない場合には心室細動へ移行してそのまま命を落とす．

♥ Uから判ること

最後に**U波**である（図2-34）．これは他のものから比べれば，重要性が低いかもしれない．しかし，低K血症ではU波が増大し，これは高齢者でも時にみられる．また，U波の陰性化は，12誘導から診断するが，心筋虚血，いわゆる無症候性虚血，あるいは高血圧のコントロールがうまくいかない方で陰性のU波が認められ，心室肥大なども判る．ただし，U波から緊急性を要することは，なかなか判定できない．

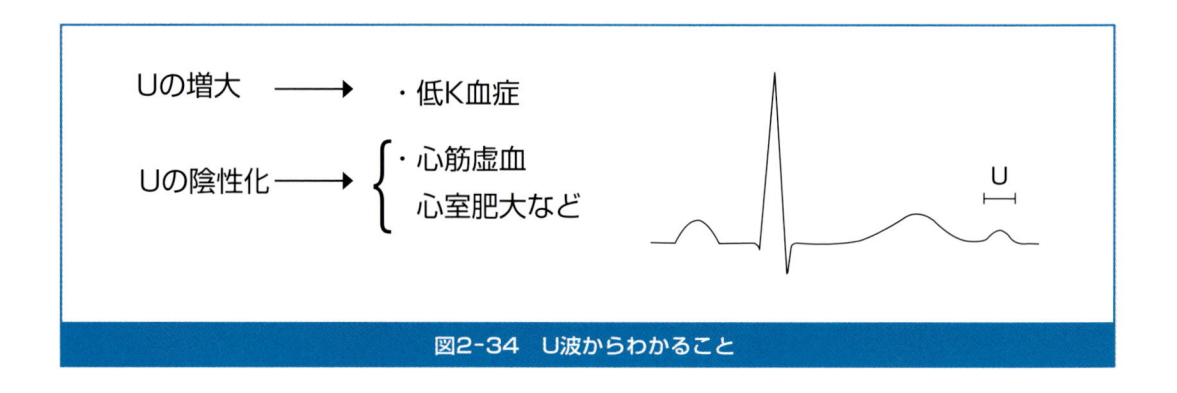

Uの増大 ⟶ ・低K血症

Uの陰性化 ⟶ ・心筋虚血
　　　　　　　　心室肥大など

図2-34　U波からわかること

3 心電図に親しもう！
―できるだけたくさんの心電図を見て，苦手意識から脱却だ！

　さて，これまで重篤な，あるいは難解な心電図を示したが，その心電図が読めないからといって，決してがっかりする必要はない．多くの内科医も読めないのである．P波を見て頂くトレーニングで，記録状態が不良の見にくい心電図からでも探そうという意欲をもって頂きたい．そこから次の話が始まっていく．

　今度の心電図（図3-1）は，やさしい心電図である．皆さんにも少し心電図診断をできるようになって頂きたい．限られたものかもしれないが，この心電図所見はいつ見ても診断できる．そう思って頂きたい．言って良いのだろうかなどと思ってはいけない．間違うことは恥ではない．黙っていることが恥だと思って頂きたい．

　上段には**インスピレーション（吸気）**，下段には**エクスピレーション（呼気）**とあって，正常な心電図が並んでいる．心電図がP，QRS，Tから成り立つことを十分にご理解頂いたことだろう．それが連続して並んでいるのが心電図の連続記録である．このようなものを我々は**ストリップ**と言う．一連の長い記録をストリップと呼ぶ．

　上段では，R-R間隔が徐々に短くなっている．これは連続記録だが，下

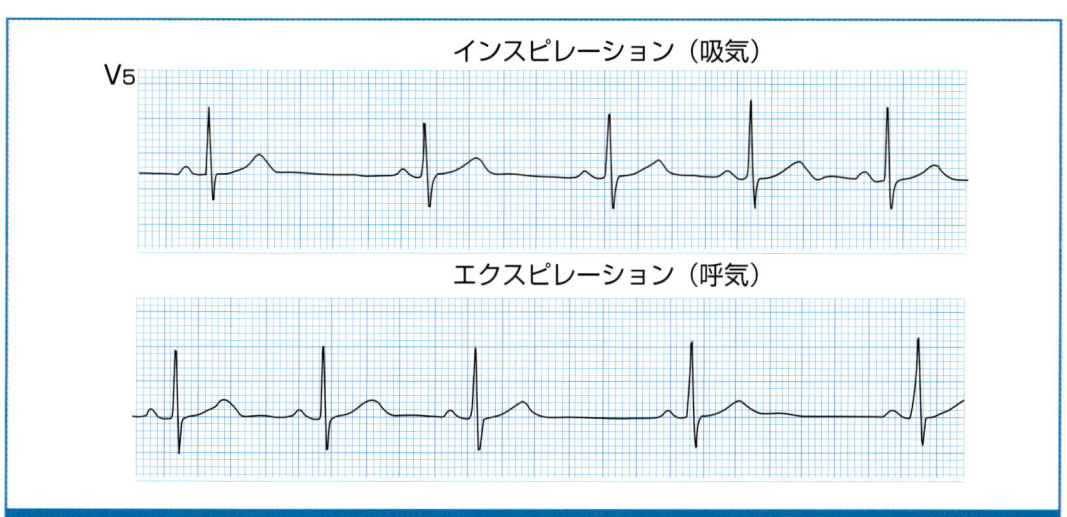

図3-1 呼吸性不整脈は生理的なものまで含む．洞性不整脈は，一般に呼吸性不整脈であり，生理的なものである．病的所見ではない．

段では，比較的短い間隔から長い間隔に戻る．これは生理的なもので，インスピレーションは吸気である．息を吸い込むと速くなる．エクスピレーションは呼気である．息を吐くと遅くなる．多くの患者さんでは，この周期をもって脈が変動するのがふつうである．

高齢になるとこの変動が減ってしまう．最近では心血管系のリスクファクターとして，この心拍の変動の幅が小さくなると危険だと言われている．昨今わが国でも，心拍変動をコンピュータで周波数解析をし，一般の臨床の場に取り入れて検討されているが，高齢者で呼吸性の変動がなくなることは，生理的に自律神経系のバランスが悪くなって，交感神経優位の状況になっていると考えられている．多くの心血管系のイベントは，交感神経の緊張が続くような状況下で起こりやすい．

交感神経，**副交感神経**と言うが，自律神経にはこの二つしかない．副交感神経のまたの名は，迷走神経である．この2種類の神経緊張のバランスによって人間の体は自動的にコントロールされている．皆さんの心拍数も同じである．

これは決して病的な不整脈ではない．皆さんには，いくつかの基本的な不整脈を確実に診断できるようになって頂きたいと考えている．

♥ 頻脈性不整脈

頻拍は，モニターをするような状況下では重要なイベントである（表3-1）．ところが，前述の呼吸の変化もさることながら，種々の生理的な状況下，たとえば手洗いに立つ，駆け足で階段を昇るといったことだけで心拍が変わってしまう．

表3-1　頻脈性不整脈の容易な鑑別

頻拍の基本的鑑別

	規則正しい	不規則
幅の狭いQRS	発作性上室頻拍 心房粗動	心房細動・粗動
幅の広いQRS	心室頻拍 特殊な上室頻拍	トルサード・ポワン 心室細動

（心拍数100／分以上）

> **表3-2 上室性不整脈の特徴と種類**
>
> 原則としてQRSは，洞調律時と同様幅が狭い
> 1．心房（上室）期外収縮
> ## 2．心房細動・心房粗動
> 3．発作性上室頻拍
> 4．心房自動頻拍

しかし，頻拍にはいろいろな不整脈がある．表3-2に挙げたものは，現場で勤務されていれば，名前ぐらいはご存じの不整脈ばかりではないだろうか．

●心房期外収縮（発作性上室頻拍）

頻拍のQRSに注目した場合，幅の狭い，すなわちその患者さんの洞性の脈と同じような形態のQRSが連続して出ている頻拍で，それが規則正しければ，**発作性上室頻拍**である．

発作性上室性頻拍と言っても構わない．学会の用語集では「発作性上室（性）頻拍」としているが，不整脈を専門としている医師の間では「性」をとって，心室期外収縮，心房期外収縮などと言う．我々は心室性期外収縮とは言わない．ただし，間違いではない．

次に，**幅の狭いQRSの頻拍が不規則**である場合．この不規則ということが非常に重要である．QRSの幅が狭く非常に不規則である．たとえば15cmぐらいの心電図を見て不規則であったら，**心房細動**と言えば90%は当たりである．これは大原則であるから間違えないで頂きたい．他のものであることはほとんどない．

ただ，期外収縮がたくさんバラバラ出ているのを見まちがってしまうことはある．期外収縮は，それ以外の調律では，PとQRS，Tの関係が存在する．その関係がなくて不規則の場合には，ほぼ90%，心房細動である．したがって，不規則であればまず心房細動を疑うのが定石である．

まず，上室性不整脈の特徴と種類であるが，表3-2に四つ挙げたうち，重要なのは大きく書いた**心房細動・心房粗動**であるとご留意願いたい．もっと細かく分ける種類もある．しかし，そんなものは頭に置く必要がない．**規則正しいか，期外収縮か**（規則正しくないものか）である．

心房粗動は，時に規則正しい．しかし細動はまず規則正しいことはないが，例外がある．完全房室ブロックになってしまうと，下位自動が生じて

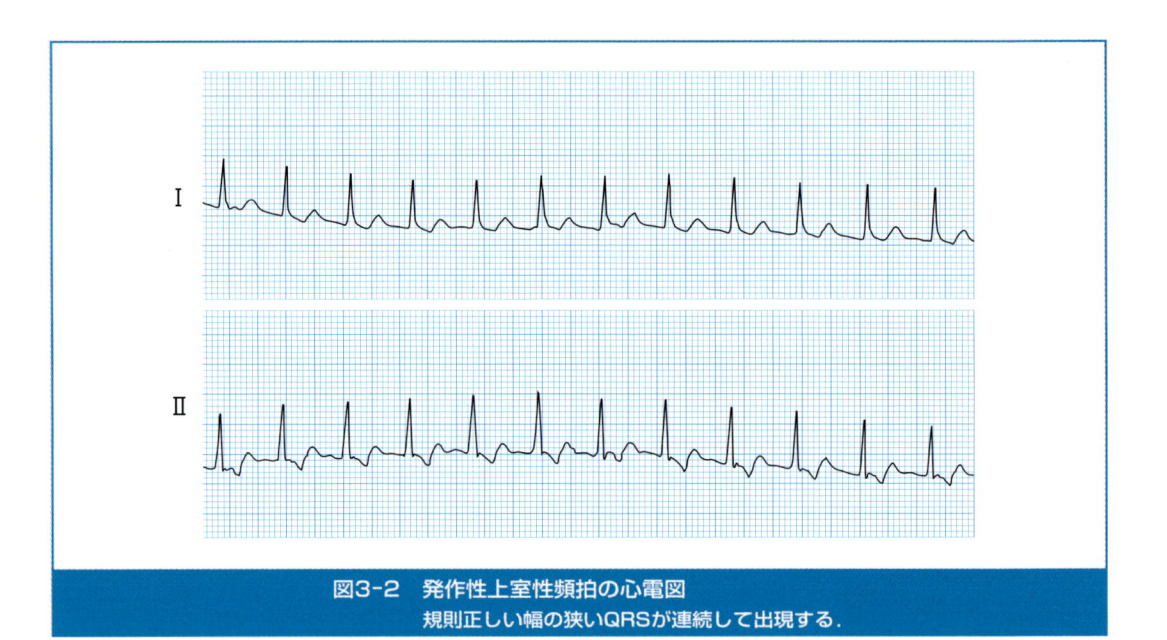

図3-2　発作性上室性頻拍の心電図
規則正しい幅の狭いQRSが連続して出現する．

　補充調律が出てきた場合，規則正しい．しかし，これは例外中の例外と思って頂きたい．ほぼ100％近くが不規則である．
　そのように考えると，「規則正しいか，不規則か」だけで，診断は非常に簡単にできる．決して難しいことではない．

　さて，実例の心電図（図3-2）をお示ししたい．
　QRSの幅は広いだろうか，狭いだろうか．答えは**狭い**である．
　P波とおぼしきものを見つけられるだろうか．P波はある．しかし，あると思って見ないと見つからない．どこにあるかというと，QRSのすぐ後である．T波が，－から＋に転じているように見えるが，初期の－の成分は下向きのP波である．すなわち，QRSが先行して，短いRとPの間隔でPがついてきている．
　QRSは，一見正常の洞性のQRSを思わせるきれいなQRSである．ところが，R-R間隔が短く，心拍は非常に速い．幅の狭いQRSの頻拍である．
　患者さんは当然動悸を訴える．しかし，ふつうに歩いて病院まで来られる．よく見るとP波は，1対1で対応している．
　以上から，**上室性頻拍**，発作的に起きるものであれば，**発作性上室頻拍**と診断して頂いて，おおよそ間違いではない．これだけの要因で診断が可能である．
　しかしながら，いつもこのようにP波が見えるとは限らない．QRSに重なっていて全くP波が見られないものも珍しくない．むしろこれだけはっきりP波が出てくるほうが，逆に珍しいかもしれない．
　上室性頻拍は，しばしば病気のない方に起きる．皆さんのなかにもひょ

> **表3-3　心房細動の特徴**
>
> 1. 等電位線（基線）とP波を認めない
> 2. 不規則な基線の揺れとしてのf波
>   350〜700／分
> 3. QRSの間隔が全く不規則

っとしたら発作のある方がいらっしゃるかもしれない．決して大変なものではなく，一般の内科外来でも対応できる．だいたい抗不整脈薬を飲んで頂ければ止まる．あるいは注射しても良いかもしれない．

●心房細動

次は，重要な**心房細動**である（表3-3）．これは次の三つの要因によって診断が確定する．

すでに**基線**という言葉を使ってきたが，**等電位線**という言葉がある．これはいわゆる基線，心電図が何も振れを示さない時に直線として描かれる，PもQRSもない真横に引かれる直線を思って頂ければ良い．

心房細動ではその等電位線がなく，P波も認めない．

基線はすべて**不規則な揺れとして認められるf波（細動波）**に置き換わる．しかしながら，場合によってはf波すら見えないことがある．f波をもし数えられれば，理屈では350〜700/分の頻度で出てくる．

そして，いちばん重要なのは，**QRSの間隔が全く不規則**であること．これをぜひ忘れないで頂きたい．

図3-3の心電図は，心房細動の実例であるが，極端な例をお示しするので，実際にはこのような人は，なかなかいないかもしれない．V_1誘導は，f波が比較的よく見える誘導である．上段，下段は違う患者さんである．

上段をご覧頂くと，ギザギザギザギザ，少し規則正しくも見えるが，大小不同である．QRSが出るタイミング，R-R間隔が一定ではない．すべてバラバラである．

下段は，一見なだらかなT波があるだけに見える．しかしながら，ここで問題である．P波が隠れているのだろうか．そう思って頂いても，一つの思考過程では間違いではないが，もっと重要なポイントがある．R-R間隔が不規則である．一見，呼吸性不整脈のように徐々に縮まっていると思いがちであるが，〈長い，短い，長い，短い，短い…〉と続く．このように不規則である場合には，f波が見つけられなくても心房細動と診断する．

例外が出てきたが，実際にはわずかな振れがある．もう少し精度の良い

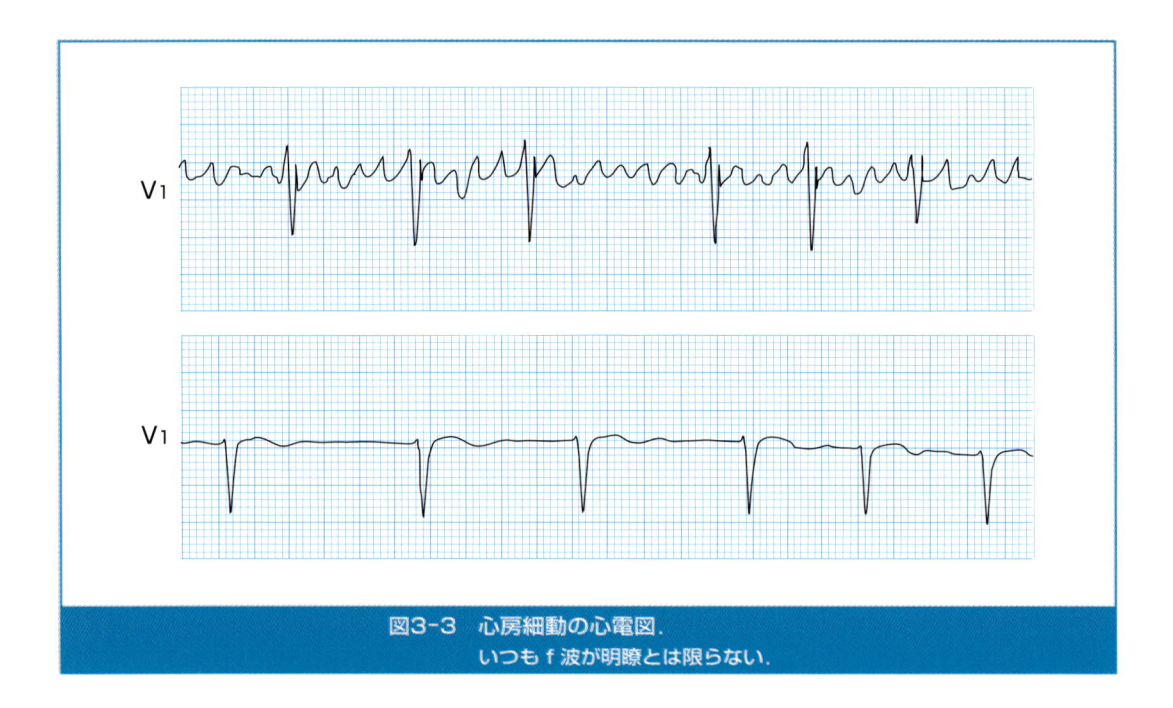

図3-3 心房細動の心電図.
いつも f 波が明瞭とは限らない.

機械でとれば，微かに揺れが認められるはずである．

場合によっては，心房が全く電気的興奮を示さない**心房停止**という状態があるが，この方はそれに近い状況だろう．このようなことが頻繁にあるわけではない．厳密にいえば，そうした煩わしい名前がたくさん出てくるが，そんなことより，まず**心房細動**というものを認識して頂きたい．

心房細動は，心房の機能的な収縮が欠如した状況である．いちばん重要なのは，この不整脈自体は，特別な問題を起こさない不整脈であるが，心房が収縮しないがゆえに，心房のなかに血栓を生じる．すなわち，血の塊が付着する．48時間以上心房細動が持続すると，心臓のなかに血栓が形成される．幸いに我々の体は，それを自然に溶かす能力も兼ね備えており，すべてが事故につながるわけではない．

しかしながら，悪いタイミングで左房にできた血栓が，左室を経由して脳へ飛んでいくと，脳梗塞を起こす．その発症率は，わが国の調査においても1年に4〜5％，100人の患者さんのうち5人前後の方が，脳血管障害を何らかの形で生ずると言われている．そういう意味で重篤ではある．

この不整脈そのものは，健康な人に発症した場合，心機能に対する悪影響はそれほどない．しかし，急性期の心筋梗塞，あるいは重篤な心不全にこの不整脈が合併すると，心拍が不規則なゆえに心拍出量を低下させて心不全を助長する．

さて，困った不整脈が出てきた．図3-4の心電図も不規則だと思われるだろうか．まず，不規則かどうか．不規則ならば当然，心房細動であるが，

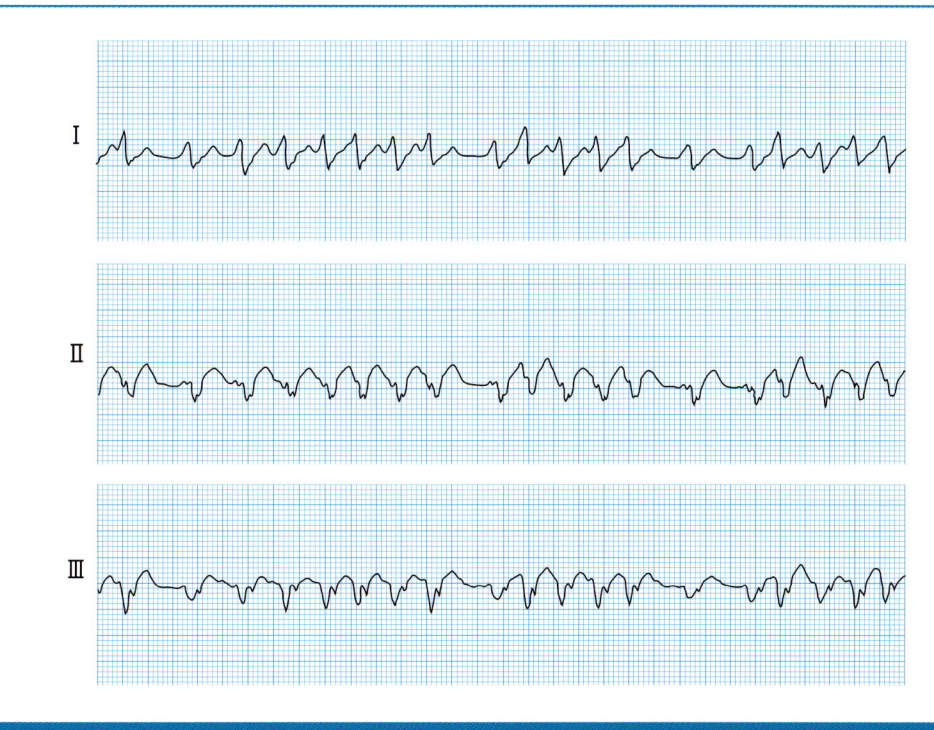

図3-4 特殊な心房細動．
WPW症候群の心房細動．あたかも心室頻拍を思わせる．

ところが，心房細動は幅の狭いQRSというカテゴリーに入っている．幅の広いQRSで不規則ならば，トルサード・ポワンか，心室細動かを考える．

ところが，トルサード・ポワンは，QRSの尖った向きが上へ下へと変わっていく．振幅が大きくなったり小さくなったりするという特徴がある．しかし，それがあまりない．しかも不規則である．

以上のことから何を考えるか．**心房細動**である．では，なぜQRSが広いのか．QRSが広い心房細動は，心室内伝導障害，すなわち脚ブロックをもともともっている人か，WPW症候群かであるが，このような心電図では，圧倒的にWPW症候群の方が多い．これは**WPW症候群に発症した心房細動**である．このように奇妙な心電図を呈する．

心房細動は，その診断がきちんとできる方は，不整脈はほぼ卒業だと言っていいぐらい重要な不整脈である．全く不整である頻脈の心電図を見て，患者さんがふつうに息をしていたら，心房細動だと言えばまず99％は当たる．

●心房粗動

次に**心房粗動**であるが，これは比較的稀である（図3-5）．男女半々の100人の集団では，心房細動を起こす方が1人，2人いらっしゃる．ところが，心房粗動は，心房細動の患者さんの1/20〜1/25の頻度でしか病

表3-4　心房粗動の特徴

1. Ⅱ，Ⅲ，aVF で規則正しい鋸歯状波 F 波の連続
   240〜330／分
2. 房室伝導比が 4対1 ないし 2対1 の偶数比

院で記録できない心電図である．心房粗動だけを有する方は，それぐらい少ない．しかしながら，時に細動から粗動，粗動から細動へと移行する．ある意味では，親戚の不整脈と言って良いのかもしれないが，心電図学的には特徴が異なる．

　典型的なものは，鋸歯状波，F波（粗動波）の連続である．心房細動ではｆ波であった．**心房粗動**では，ｆ波が大きいので**大文字**を使う．これは日本的な発想で，海外では通じないが，これも知っておかなくてはいけないだろう．心房細動では，興奮頻度が350〜700/分であったが，こちらはもう少しゆっくりで240〜330/分まで（表3-4）．教科書によっては340/分までと書いてあるが，心房細動の興奮波より規則正しくもっとゆっくりした波形を呈する．それを粗動波，鋸歯状波と言う．ノコギリの歯をイメージして頂きたい．そのような格好をした波形が出てくる．

　特徴として，心房の興奮が4回に対して心室が1回（4対1），ないしは心房2回に対して1回（2対1）という偶数比の房室伝導比を示すことが多い．

　ずっと同じ比率で4対1が続けば，心房の興奮頻度から計算すると，おおよそ60〜70の心拍で規則正しい整脈となる．しかし，心電図をとってみないとよく判らなかったり，あるいは，脈は整脈であるが，首のところが4倍ぐらいピクピク動いているのが見えるといったものは，心房粗動である．必ずしもこの比にはとらわれないで頂きたい．時に3対1が混ざるが，なぜか偶数比を呈する．これは未だに十分解明されているわけではない．

　<u>図3-5</u>の心電図は，心房粗動である．第Ⅰ誘導ではよく判らない．幅の狭いQRS，上室性頻拍と同じように見受けられるが，第Ⅱ誘導，第Ⅲ誘導では，ノコギリの歯のようなギザギザがすべてを覆っている．しかも，ノコギリの歯二つに対してQRSが一つくっついてくる．全く規則正しい頻拍である．これは2対1伝導の心房粗動である．

　心房粗動と心房細動の違いがお判り頂けただろうか？　典型例では以上のことだけで全部区別ができる．ギザギザのノコギリの歯のようなものを見たら，これは粗動だと思って頂きたい．しかもこのノコギリの歯のような波は非常に規則正しい．心房細動で，ときに細動波の大きい方がいらっ

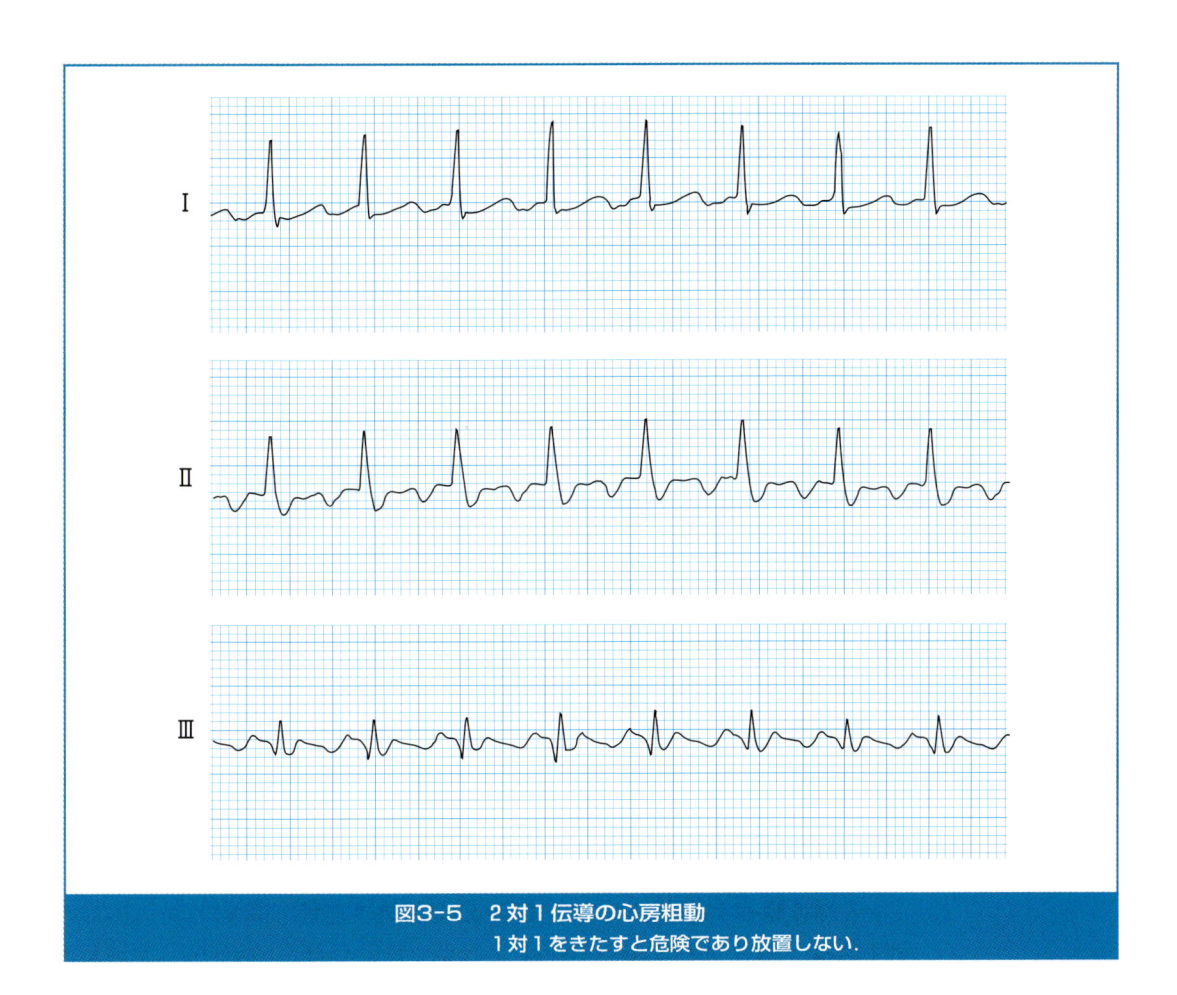

図3-5　2対1伝導の心房粗動
1対1をきたすと危険であり放置しない．

しゃるが，その場合には規則正しくはない．もう少し細かくて，規則正しくない．ところが，粗動波はたいへん規則正しい．それが大きな違いである．

●心室頻拍

次に，**幅の広いQRS**であるが，皆さんはQRSの幅が広ければ広いほど具合が悪い，というニュアンスをすでにお感じになったことだろう．では，幅の広いQRSの頻拍が起きた場合，果たして何であろうか？　**規則正しかったなら，心室頻拍と言えばおおよそ当たりである**．先に「3連発以上の期外収縮を心室頻拍と言う」と申し上げた．

ところが，幅の広いQRSが規則正しい場合，心室性でない，特殊な上室頻拍が含まれる．これは，もともと心室内に伝導障害があったり，脚ブロックがあったり，ごく稀にはWPWの頻拍で幅の広いQRSが続いたとすれば，この類いになる．

幅の広いQRSが不規則の場合は，心室起源のものは二つしかない．よくTdPと略して書くが，**トルサード・ポワン**と，**心室細動**である．後者は全

く規則性がない．不規則であり，かつ幅の広いもの，狭いもの，ぐちゃぐちゃである．

QRSの幅が狭くても広くても，いずれも規則正しいものより不規則のもののほうがややこしい．世の中すべてそうである．規則正しかったら，時間をかけて考えれば，だいたい対応の仕方が判る．不規則の場合，どうしようかと言っている間に相手も変わってしまう．そういう意味から，不規則のほうがややこしいとご理解頂きたい．

とくに幅の広い心室起源の不整脈は，一般に器質的な心疾患に伴って発現する．もちろん我々が検索して明らかな心臓病がなくても起きる場合もあるが，多くは器質的な心疾患を合併しているか，悪い全身状態に伴って出てくる．

以上の話を全部理解して頂ければ，頻脈性の不整脈はすべて卒業と言いたいところであるが，まだ実地に証明していない．そこで，それぞれ個別の不整脈について述べたい．

♥ 徐脈性不整脈

次に，**PとQRSの関係**を述べたい（表3-5）．皆さんにはPを認識するようにお願いしてきたが，PとQRSの関係を見ることによって，いくつかの徐脈性の不整脈，とくに房室伝導の関係が判る．房室とは心房と心室である．ふつうはうまく1対1につながっているが，その関係がいろいろ狂ってくることがある．それは病的な状況であり，その診断が可能になる．

●房室ブロック

まず，**PRが延長するのみ**の場合．一般には，一定のP-R間隔の延長が示され，ずっと同じように脱落なく認められるものを**Ⅰ度房室ブロック**と言う．

次に，**PRが徐々に延長してついにQRSが脱落する**場合．P-R間隔延びて，延びて，さらに延びて，ついにQRSが脱落する．このようにPRが徐々に延長する特徴をもっているものを**Ⅱ度の房室ブロック**のうち，**Wenckebach型**と言う．これは人の名前である．

時々QRSが脱落するものが，**Ⅱ度の房室ブロック**であるが，PRが徐々に延長して脱落する**Wenckebach型**と，何の前触れもなく突然脱落する**Mobitz Ⅱ型**とがある．本来，前者を**Mobitz Ⅰ型**と言ったが，**Wenckebach型**と言ったほうが間違いがないので，Wenckebach型と言うほうがポピュラーである．古い教科書にはMobitzⅠ型と書いてあるかもしれないが，Wenckebach型も併記されている．い

表3-5　PとQRSの関係
PR延長のみ＝Ⅰ度房室ブロック
PRが徐々に延長してQRSが脱落 　　　＝Ⅱ度房室ブロック：Wenckebach周期（型）
PRの延長なくして突然QRSが脱落 　　　＝Ⅱ度房室ブロック：MobitzⅡ型
房室伝導比が2対1より低い場合 　　　＝高度房室ブロック
PとQRSは全く無関係（房室解離） 　　　＝Ⅲ度房室ブロック：完全房室ブロック

　ずれにせよ，Wenckebach型，Mobitz型と言えば，この呼称が一般には理解される．

　PとQRSが全く無関係の場合を**房室解離**と言い，Pは，Pの自分の周期できちんと出現している．QRSは，より遅いのが一般的であるが，Pと全く関係なく出ている．この房室解離をみるものを**完全房室ブロック**，または**Ⅲ度房室ブロック**と言う．以上，Ⅰ度，Ⅱ度，Ⅲ度の房室ブロックである．

　Ⅱ度とⅢ度の間に一つ，**高度房室ブロック**という呼称がある．房室伝導比とは，Pに対するQRSの数であるが，Pが2回にQRSが1回であれば，2対1で，一般には**Ⅱ度房室ブロック**になる．MobitzⅡ型か，Wenckebach型か区別しにくいが，常に2対1である場合には，Wenckebach型と考えるべきである．なぜかというと，予測されるからである．順次延びてQRSが脱落するが，そのサイクルは何心拍と規定されない．MobitzⅡ型は，何の前触れもなく脱落するので，いくつか続いた後に，1回，あるいは2回続けて脱落する場合もあるかもしれない．そこで区別するが，房室伝導比が2対1より悪いものを**高度房室ブロック**と言う．

　以上で房室ブロックを卒業したことになる．伝導障害のうち房室ブロックは卒業である．

　図3-6は，シェーマである．スケールが入っていないので正確なことは申し上げられないが，上段の第1心拍目はだいたい妥当な間隔でP，QRS，Tがある．これが正常な心拍だと思って頂きたい．最下段は，PとQRSの

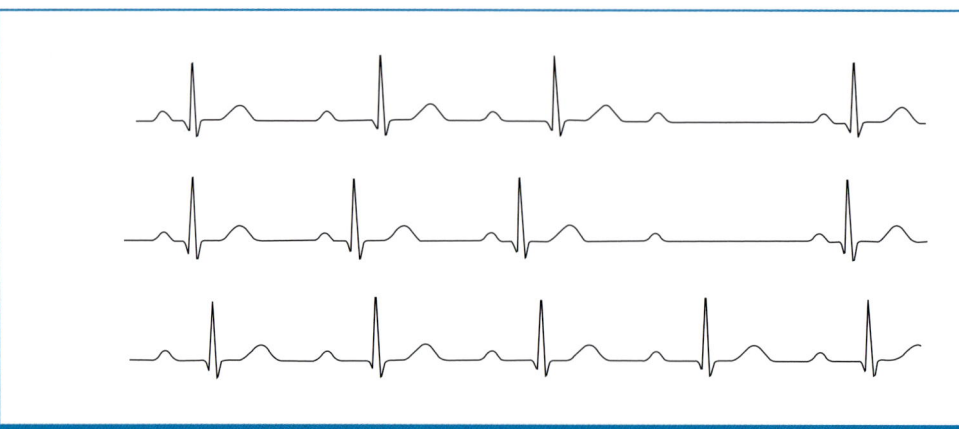

図3-6　房室ブロックのパターン
上段：Wenckebach型Ⅱ度房室ブロック
中段：MobitzⅡ型Ⅱ度房室ブロック
下段：Ⅰ度房室ブロック

間が間延びしている．何msecかは判らないが，明らかに延びている．これを**Ⅰ度房室ブロック**と言う．脱落がない．

　上段は，第1心拍目のPR間隔が正常だと仮定すると，第2心拍目は明らかに延長している．第3心拍目はさらに延びる．次は来るべきものが来ない．ブロックされて脱落する．Wenckebach型Ⅱ度房室ブロックである．伝導が途絶した結果，QRSが出てこない．途絶することを**ブロック**と言う．伝導が心室を興奮させなかったので，そのことをブロックと言うのである．そしてまた短い間隔で始まる．通常は，周期の第1心拍は，正常範囲のP-R間隔を示している．

　中段は，第3心拍までは全く正常である．ところが，次のPだけはQRSを伴わない．すなわち，突然QRSが脱落する．突然ブロックが起きた．このようなものを**MobitzⅡ型**と言う．上段は徐々に延びて，落ちるぞ，落ちるぞといって落ちたわけである．ところが，中段は何の前触れもなく落ちている．したがって，一見正常な心電図であるからといって，決して安心できないという部分も含んでいる．

　または，Ⅱ度の房室ブロックのうちWenckebach型は，**機能的ブロック**とされ，時と場合によっては起きても不思議はない，生理的な範囲であることもしばしばある．ところが，MobitzⅡ型は**器質的ブロック**と言う．なぜかというと，ブロックが起きる部位が房室結節より下部，末梢で，すなわちヒス束以下の伝導障害によってひき起こされていることが示唆されている．

　そのようなことからして，こちらのほうが予後が悪いと言われており，Ⅱ度の房室ブロックのMobitzⅡ型以上は，一般的にペースメーカーの適応になる．病態によってブロックが進行する場合には，あらかじめ手を打

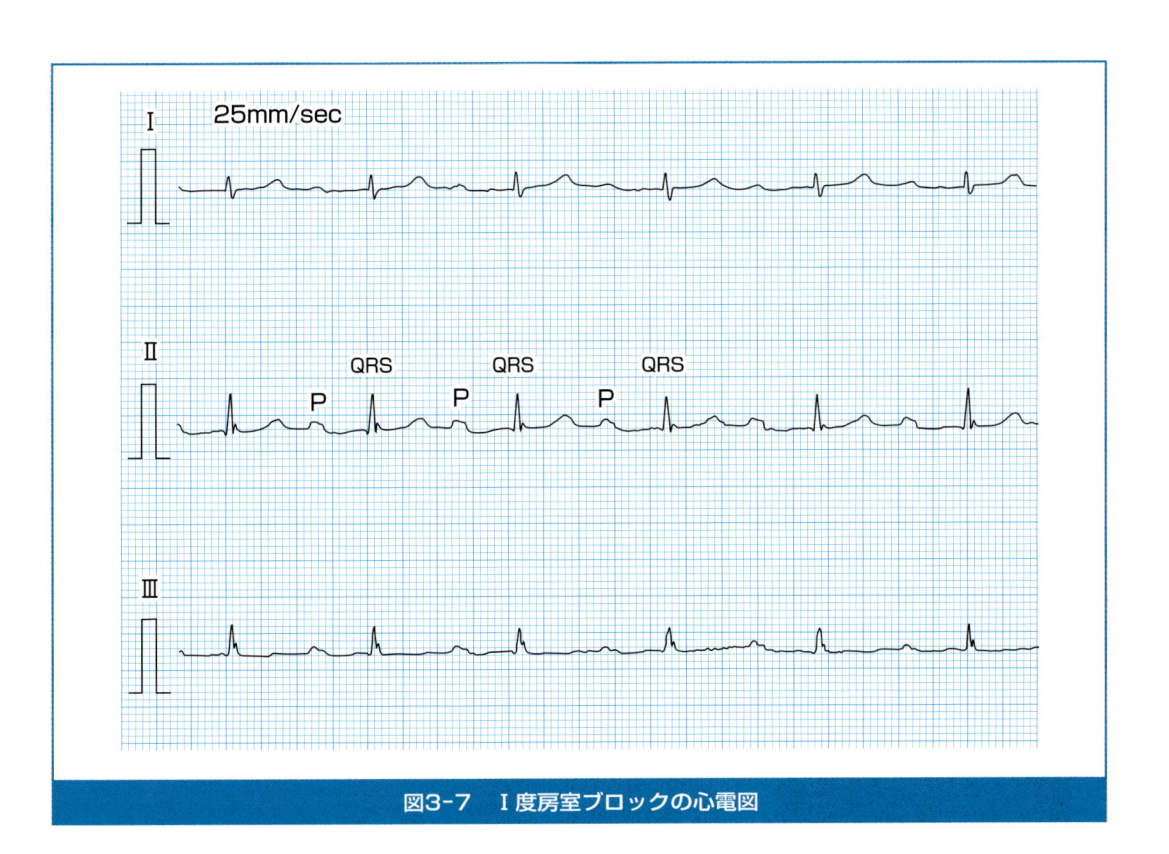

図3-7　Ⅰ度房室ブロックの心電図

って，一時的な体外式ペーシングを行ったりする必要があるかもしれない．それは患者さんによって決められる．しかしながら，Wenckebach型までは，このような心電図を呈していても適応にはならない．

　進行していくと思われるような背景，たとえば急性下壁梗塞でWenckebach型が出てきた場合には，ペースメーカーを挿入する準備をして頂く．1時間後にはもっと悪い伝導状態になるかもしれないからである．ところが，ふつうの場合にはその必要は全くない．

　図3-7の心電図は，房室ブロックの心電図の代表的なものである．Pを示してある．Pがあって，QRSがあることが判る．PとQRSの関係についての実例である．この診断をして頂きたい．PとQRSの関係で房室ブロックの種類がいくつか申し上げた．そのうちのどれか一つである．

　これは**Ⅰ度の房室ブロック**である．皆さんの診断も間違ってはいないだろう．

　図3-8の心電図も，房室ブロックの非常にきれいな心電図である．これは，同時2チャンネル誘導のホルター心電図の記録からとったものである．
　まずP，QRS，Tという関係があり，第2心拍はP-R間隔が少し延びている．第3心拍はPがあってQRSがない．第4心拍はP，QRS，Tと正常であ

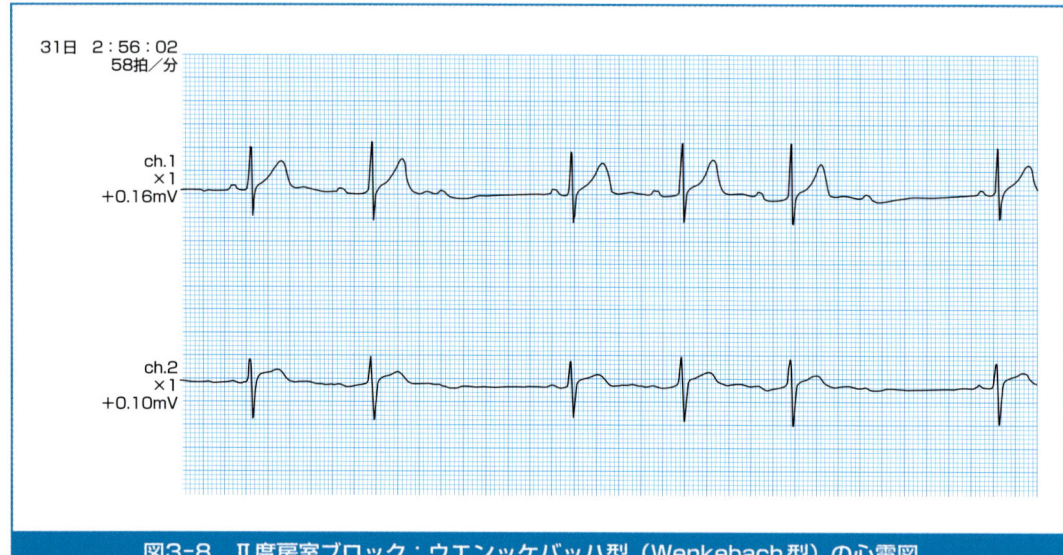

図3-8 Ⅱ度房室ブロック：ウエンッケバッハ型（Wenkebach型）の心電図．
PR間隔が徐々に延長してその次にはQRSが脱落する．

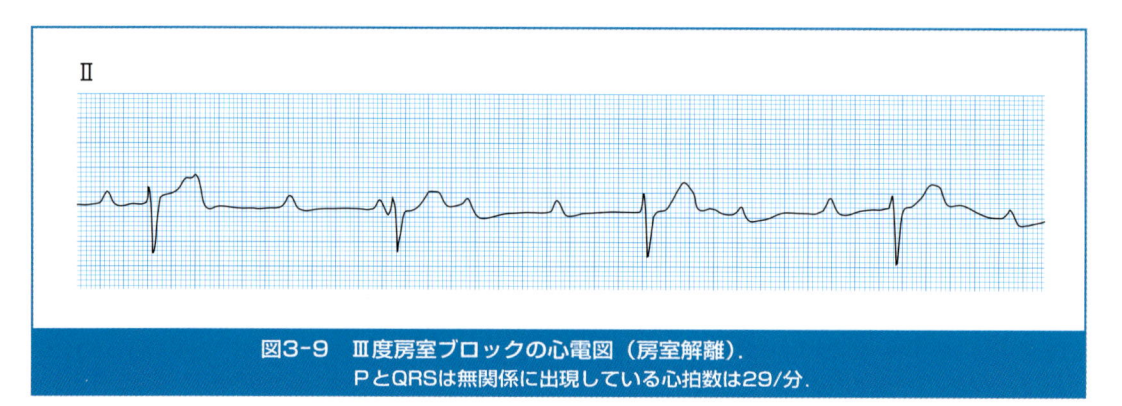

図3-9 Ⅲ度房室ブロックの心電図（房室解離）．
PとQRSは無関係に出現している心拍数は29/分．

る．次はまた少しP-R間隔が延びるが，QRS, Tは異常がない．次はさらに延びて，その次に落ちる．

　これはたいへんきれいな**Wenckebach型のⅡ度房室ブロック**である．

　房室伝導障害で心電図を試験に出す場合，75％の確率でこの心電図が出る．なぜかというと非常に典型的であり，かつ印象的であると我々が考えるからである．急に脱落する場合は，機械が一旦停止をしてQRSが描けなかったことなども可能性としては考えられるが，このように明らかにPRが延びてQRSが脱落するものは，非常に典型的な房室伝導障害の代表，Wenckebach周期である．もっと詳しくいえば，3対2〜4対3のWenckebach周期が正解になるが，MobitzⅡでなくWenckebach型と言って頂かなければいけない．

　図3-9の心電図では，Pが最初にあり，1心拍目のT波に重なったところ

> **表3-6　洞不全症候群：Sick Sinus Syndrome**
>
> 病因：洞結節から心房筋までの伝導障害が主体であるが
> 　　　洞結節細胞の脱落・機能低下も関与
>
> 　Ⅰ型：高度の持続性徐脈＝徐脈性不整脈
>
> 　Ⅱ型：洞房ブロック＝Pが洞周期の整数倍で脱落
>
> 　Ⅲ型：徐脈頻脈症候群＝徐脈発作と一過性の心房細動など
> 　　　　　　　　　　　上室性頻脈を交互に繰り返す

にもPがある．これを見落とさないで頂きたい．次にPだけがあり，2心拍目の前にある．その次に続いて2回出現している．すなわち，Pは約2cm，800msecの間隔で，多少の揺れはあるが，ほぼ規則正しく出現している．QRSは間延びしてゆっくり出ており，しかもPとQRSの関係はまちまちである．長かったり，短かったり，とても長かったりする．このような不規則な関係がある．

　房室解離という現象である．房室解離があってPとQRSが無関係に出現している．またの名をⅢ度の房室ブロック，完全房室ブロックと言う．**言い方が三つある．房室解離，完全房室ブロック，Ⅲ度の房室ブロック，いずれでも良い**．そういう意味ではややこしくなるが，決して難しいことを申し上げているわけではない．仮に名前がうまく言えなくても，心房と心室が別々に関係なく興奮している，しかも心室の興奮頻度は30/分ぐらいであると言えれば，90点である．そのようにお考え頂きたい．

●洞不全症候群

　次にもう1種類，変わった徐脈性不整脈について述べたい（**表3-6**）．心電図診断あるいは不整脈の診断の要点を申し上げているのだが，やはりいくつかの徐脈と頻脈の診断がある程度必要である．正確に言い当てられなくても構わないが，せっかく勉強されるなら，これは何々だと言って頂きたい．

　洞不全症候群（sick sinus syndrome）というカテゴリーの病態がある．決して珍しくはない．ご高齢になると，多くの洞不全症候群（sick sinus syndrome）の方がいらっしゃる．

　Ⅰ型，Ⅱ型，Ⅲ型というタイプがある．知っていればそれに越したことはないが，症候群であるから，このタイプを覚える必要性はほとんどない．どのようなものを洞不全症候群と言うか．

　病因は，洞結節から心房筋までの伝導障害が主体である．その本体の病

態は，洞房結節周辺の伝導障害であるが，洞結節細胞の脱落・機能低下も関与している病態の総称として洞不全症候群がある．

Ⅰ型，Ⅱ型，Ⅲ型については，すべてひっくるめて，タイプを間違っても構わないが，学会で発表される機会があれば間違えないで頂きたい．

Ⅰ型は**高度の持続性徐脈**で，**徐脈性不整脈**である．持続性の徐脈とは，厳密には50以下の徐脈が持続する病態である．

しかしながら，50以下の方がすべて**洞不全症候群**とは限らない．運動選手，とくにマラソンなど長距離走をやっておられる陸上選手は，ふだんから徐脈の方が多い．そうした人も広義の洞不全症候群に入れることは間違いではないが，病態の意味合いとして，そのような人たちは除外される．

Ⅱ型は**洞房ブロック**である．先に房室ブロックについて勉強した．房室ブロックはなぜ診断ができるかというと，PとQRSの関係で，QRSがついてこない．一対にならないから房室伝導が途絶えたと判る．ところが，洞房ブロックとなると，洞結節の興奮は，心電図上認められない．では，どうして判るか？ Pが出てこないことである．P波が出てくるべき時に出ない場合，おそらく洞房ブロックが起きているだろうと推測する．

したがって，より心電図学的にいえば，Pが洞周期の整数倍で脱落している．いわゆる間延びしている間にPがなく，P-P間隔もおおよそ整数倍になっている．2心拍続けて落ちることもある．たとえば800msecで，Pが繰り返し出ていた時に，1600msec間Pが認められなければ，間で1個抜けたと推測する．それによって診断ができる．房室ブロックと同じようなやり方で診断されるのである．

いちばんおもしろいのは，**Ⅲ型の徐脈頻脈症候群**である．徐脈発作と一過性の心房細動など，上室性頻脈を交互に繰り返す．こう言われても知らない方は，ピンと来ないかもしれない．なぜ頻脈が起きるのか．そしてその後になぜ徐脈が来るのか．理由は難しいが，少なくともそのような方がいる．実際に頻脈性の不整脈が自然に止まり，止まった後に正常な心拍が再開されない．そのようなことからこの症候群が世の中に記載された．1960年ごろの話である．

図3-10の心電図を見て頂きたい．P，QRS，Tと三つ続く．3心拍目と4心拍目の間にP波はあるだろうか？ 見られない．しかし間隔はほぼ等しい．定規を当てると1〜2mm狂っている．洞結節の興奮は完全に規則正しくはない．心房粗動の鋸歯状波は，もっとずっと規則正しい．洞機能は非常に揺れがあり，3心拍目と4心拍目の間はおよそ2倍になっている．出るべきP波が落ちているがゆえに，QRSもT波もない．これを**洞房ブロック**と言う．

図3-10　洞房ブロックの心電図

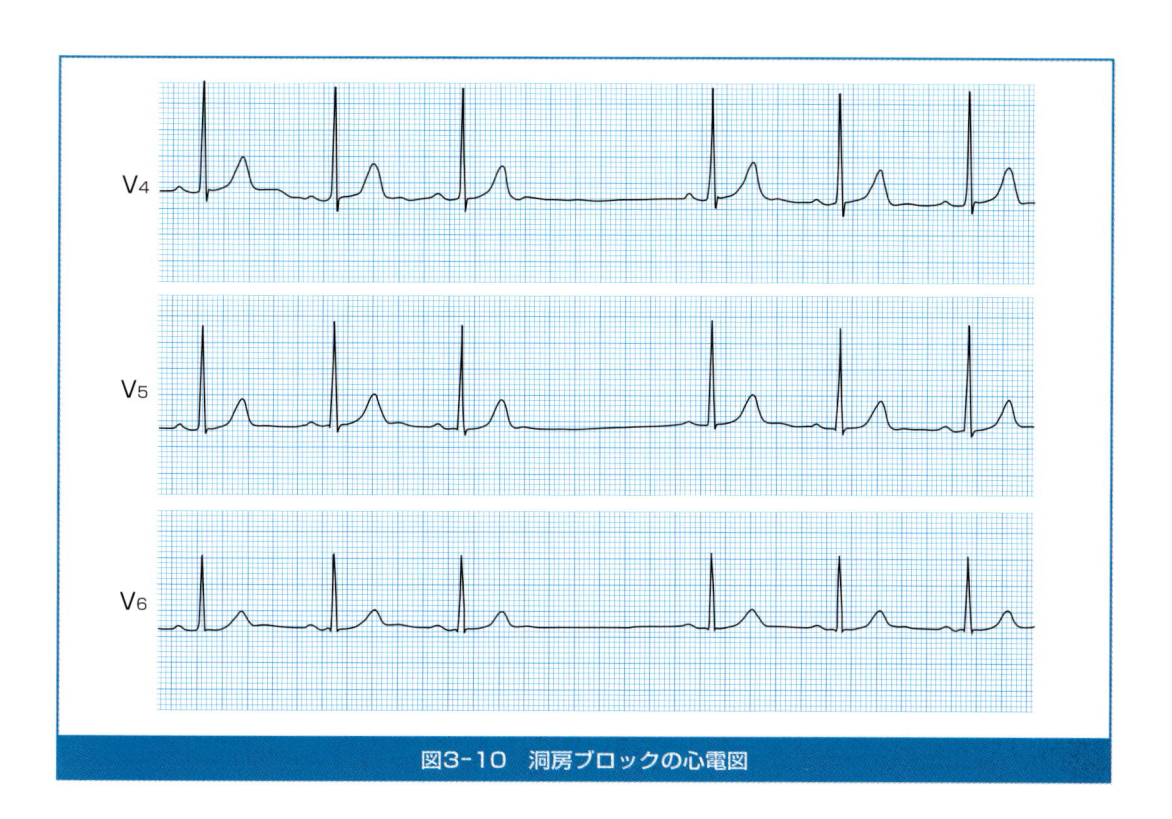

　長い長い経過をたどって，**図3-11**のような心電図が出てくることがある．1心拍目から4心拍目までは，後半に比べて脈が速い．脈が速いことを**頻脈**，病的な心拍については**頻拍**と言う．この初めに記録されている頻拍は，規則正しく見えるが，この方の場合には，何かギザギザギザギザ不規則なものがある．短く記録を切っているため判りにくいが，不規則だとお考え頂きたい．

　では，ギザギザの基線があり，不規則な頻脈性の不整脈とは何か？**心房細動**である．心房細動が4心拍目で止まった．次に延びているのが，いわゆる等電位線である．

　5心拍目からは徐脈になっている．少し脈が遅い．60以下である．RR間隔が3cmあれば心拍数は50/分だが，何しろ遅い．そして，P波が認められない．すなわち，後半の三つの心拍は，洞結節起源の心拍ではないと診断する．QRSの幅が狭いことから，刺激伝導系の房室結節近傍，接合部あたりから出現した補充調律である．

　4心拍目から5心拍目まで，この間，約3秒心臓が停止している．本来ならば1秒半ぐらいのところでP波が出て，QRSが出てきてもらいたい．ところが，出てこない．頻脈と徐脈が交互に繰り返される．これを**徐脈頻脈症候群**と言う．

　その理由としては，洞結節近傍の伝導能が低下して，洞結節の興奮を心房に伝えなくなってしまった可能性と，洞結節の自動能を有する細胞が疲

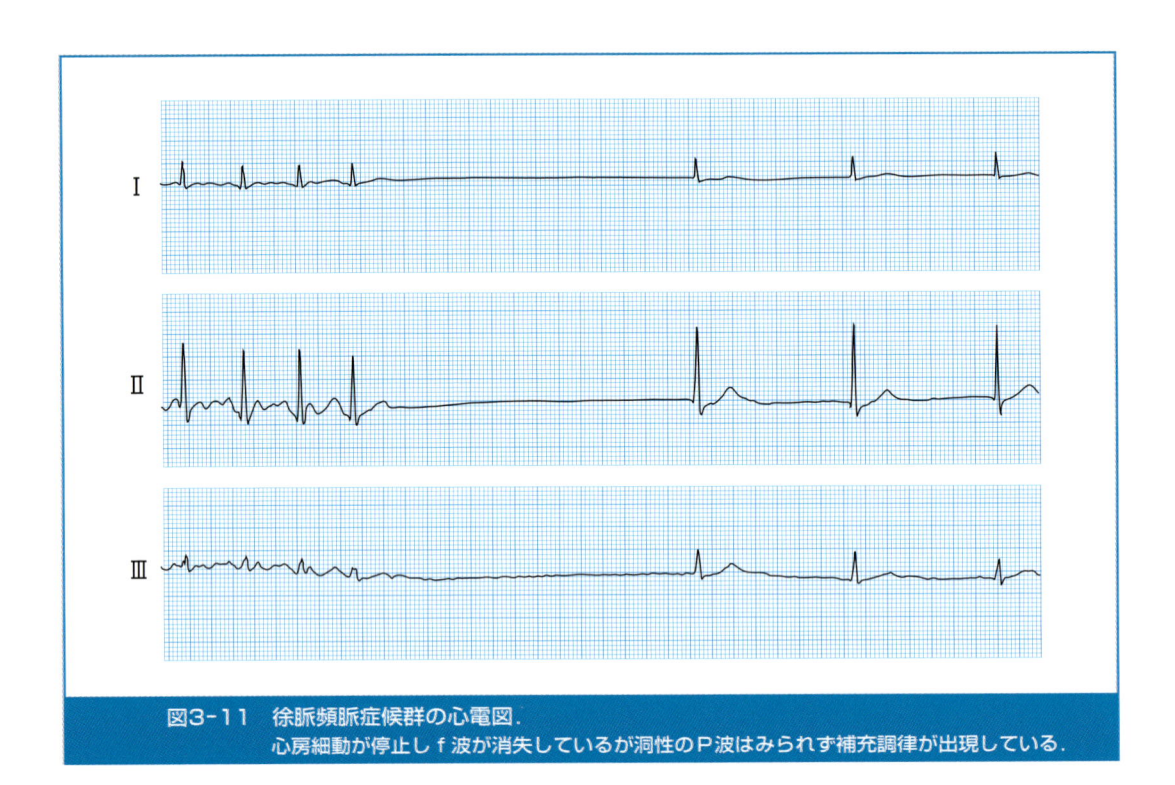

図3-11 徐脈頻脈症候群の心電図．
心房細動が停止しｆ波が消失しているが洞性のＰ波はみられず補充調律が出現している．

れて休んでしまったことが考えられる．しばらく居眠りしたのかもしれない．しかし，ずっと出てこないのではない．もっと先へ行くと出てくるかもしれない．そのうちに出てくる心電図もある．

これが**徐脈頻脈症候群**である．非常におもしろい不整脈で，種々雑多なものが入り組んでいるが，徐脈である．本体は徐脈であるから，間延びした心停止に対しての治療が必要になる．すなわち，ペースメーカーである．頻脈に対しては抗不整脈薬等で抑制し，徐脈に対してペースメーカーを使う．

♥ アダムス・ストークス症候群

いよいよ重要な問題にさしかかった．**アダムス・ストークス症候群（Adams-Stokes syndrome）**である（図3-18）．昔は「ストークス・アダムス」と呼んだが，少なくともわが国ではアダムス・ストークス症候群と言う．人の名前である．2人の名前をとった症候群である．知らない方がおられたら，この名前はぜひ覚えて頂きたい．ナースも患者さんをケアするうえでたいへん重要である．アメリカの教科書には，「ストークス・アダムス」と書いてあるものもあるが，同じである．

高度の徐脈によって頭から血液が引いてしまう．すなわち，徐脈によっ

表3-7　アダムス・ストークス症候群（Adams-Stokes Syndrome）

心拍の異常に基づく眩暈，ふらつき，失神などの脳虚血症状

・徐脈性不整脈：高度房室ブロックなどの房室ブロック
　　　　　　　　洞不全症候群

・頻脈性不整脈：心室頻拍
　　　　　　　　トルサード・ポワン
　　　　　　　　心室細動

て心拍出量が低下して倒れた人のことを記載したのが始まりであるが，現在では，心拍の異常に基づく脳虚血症状すべてを言う．典型的なものは，アダムス・ストークス発作と言って失神を意味するが，眩暈，ふらつきなどを含む脳虚血症状をすべてアダムス・ストークス症候群と言う．したがって，失神しないからアダムス・ストークス症候群でないとは言えない．頻脈でも急激に心拍出量が低下すると起こる．

　徐脈性不整脈としては，高度房室ブロックなどの低心拍な伝導障害や，徐脈頻脈症候群をはじめとする洞不全症候群などが原因となる．頻脈性不意整脈では，心室頻拍，あるいはトルサード・ポワン，心室細動である．

　脳虚血症状を起こすということは，すなわち，心臓の心筋に対しても虚血を誘発する可能性が十分にある．心室細動になって心拍出量が0になったから，アダムス・ストークス症候群を起こす．これは当然であるが，それ以外のたとえば，心室頻拍，トルサード・ポワン，あるいは洞不全症候群，徐脈であっても構わない．このような症状が起きることは，次に心室細動を起こしうる状況であるという意味から，たいへん重要な臨床的症候群である．

　少なくとも心電図モニターをしている患者さんをみる場合，その究極は，アダムス・ストークス症候群を起こしうる種々の不整脈を早く認知することによって，対応を急ぐことである．

　そのような患者さんの場合には，ベッドサイドに必ず除細動器を準備しておく必要がある．心室細動であったら，人を呼んでいる暇はない．起きたらただちに自分で駆けつけ，意識がないことを確認したら，すぐに除細動をかける．そうした必要がある症候群である．

狭心症と心筋梗塞

　もう一つ大きな病態が**虚血性心疾患**で，**心筋梗塞**という病態がある（表3-8）．モニターするという観点からすると，心電図が急激に見ている間に変わっていくような病態．その一つの代表的なものが**虚血性心疾患**であり，**狭心症**ないしは**心筋梗塞**になる．

　心筋梗塞による心電図変化は，まずST上昇が数時間続く．異常Q，Rの減高が数時間から12時間ぐらいまでである．冠性Tが出現するのが，2日後から1週間．その後回復に向かう．梗塞巣が小さい方は判らなくなってしまうこともある．

　図3-12は，先にも類似した心電図をお示しした．冠攣縮性狭心症でSTが上がって，それが戻った心電図であった．この方は，第Ⅱ，第Ⅲ誘導で，STが上がっている．急性心筋梗塞である．

　患者さんが集中治療室に収容され，心拍が速くなり，ST上昇もより顕著になってくる．

　そうしている間にこのような**心室頻拍**が発症する．これは急性心筋梗塞に発症した心室頻拍で，命取りになる．

　図3-13は，図3-12との連続記録である．前1/3（左側）は，心室頻拍が引き続いて心室細動に移行したところである．発症してから10秒ぐらいで心室細動になっている．そのぐらい急激な変化をするものである．

表3-8　心筋梗塞による心電図変化

ST上昇
　発症直後～数時間
　⇒異常Q・R減高
　　　数時間～12時間
　　⇒冠性T
　　　2日～1週間
　　　⇒回復へ向かう
　　　　1ヵ月～1年以上

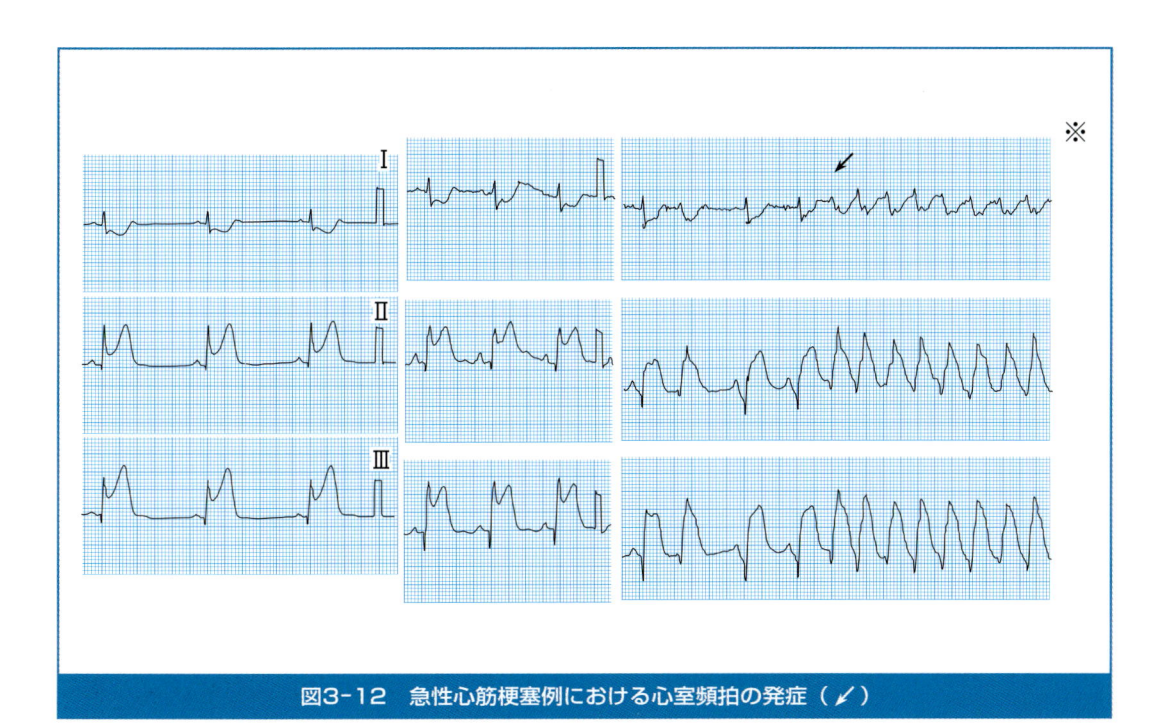

図3-12　急性心筋梗塞例における心室頻拍の発症（↙）

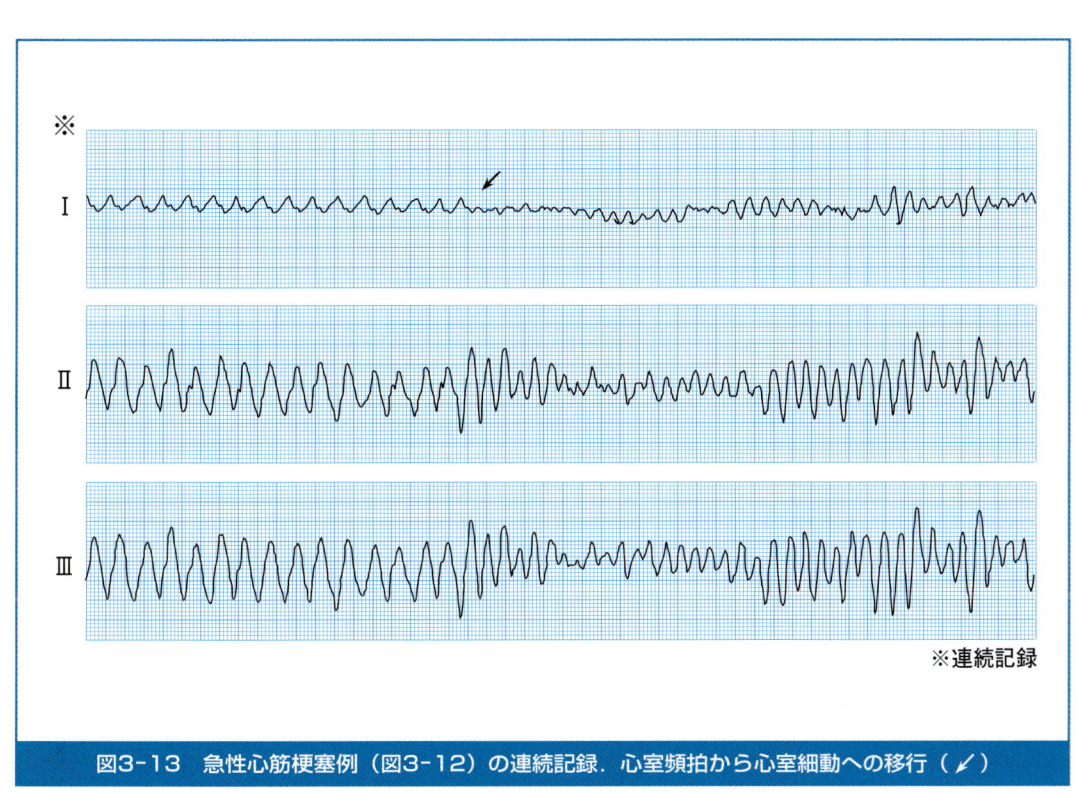

図3-13　急性心筋梗塞例（図3-12）の連続記録．心室頻拍から心室細動への移行（↙）

※連続記録

実際の心電図を読んでみよう！

　これから同じような心電図がいくつか続くが，これまで申し上げたことから，皆さんはもういくつかの心電図を診断する能力を身につけられたのではないだろうか？

　図3-14は，2対1の房室ブロックである．P，QRS，T，次にPがあり，QRSを伴わない．Pがあることはお判り頂けるだろうか？　これをPと認識して頂きたい．

　図3-15は，第3心拍までは，ほぼ正常にみえる．次に異常なものが出ている．この第4と第6心拍に先行してPがあるのを認識して頂けるだろうか．第2心拍のT波と，第3心拍，第5心拍のT波を比べて頂きたい．第2心拍のT波は，スムースに丸くなって延びているような気がする．一方，第3心拍，第5心拍のTにはノッチがあり，いずれもT波下降脚にP波が重なっている．したがって，第4心拍，第6心拍は期外収縮であるが，P波が先行しているのでQRSは変形しているが，心房期外収縮となる（**心室内変行伝導を伴った心房期外収縮**）．P波が先行していることを認識できるかどうかである．

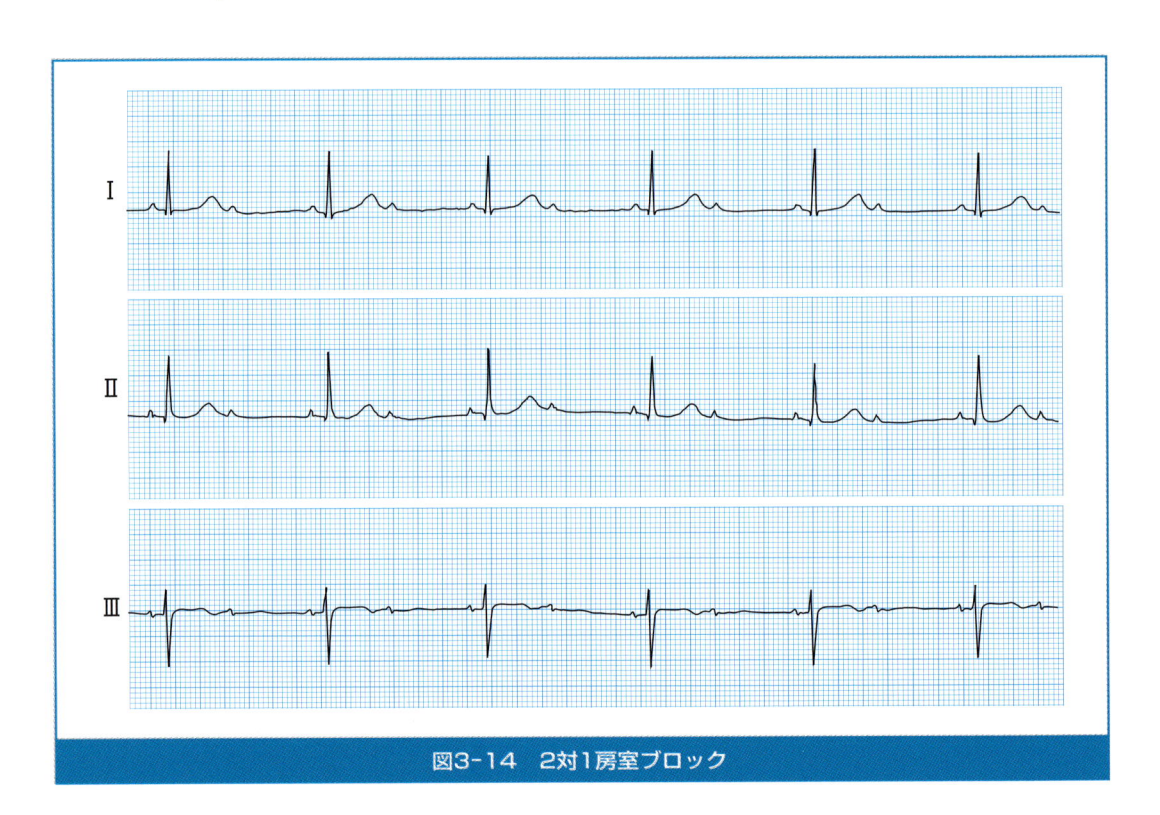

図3-14　2対1房室ブロック

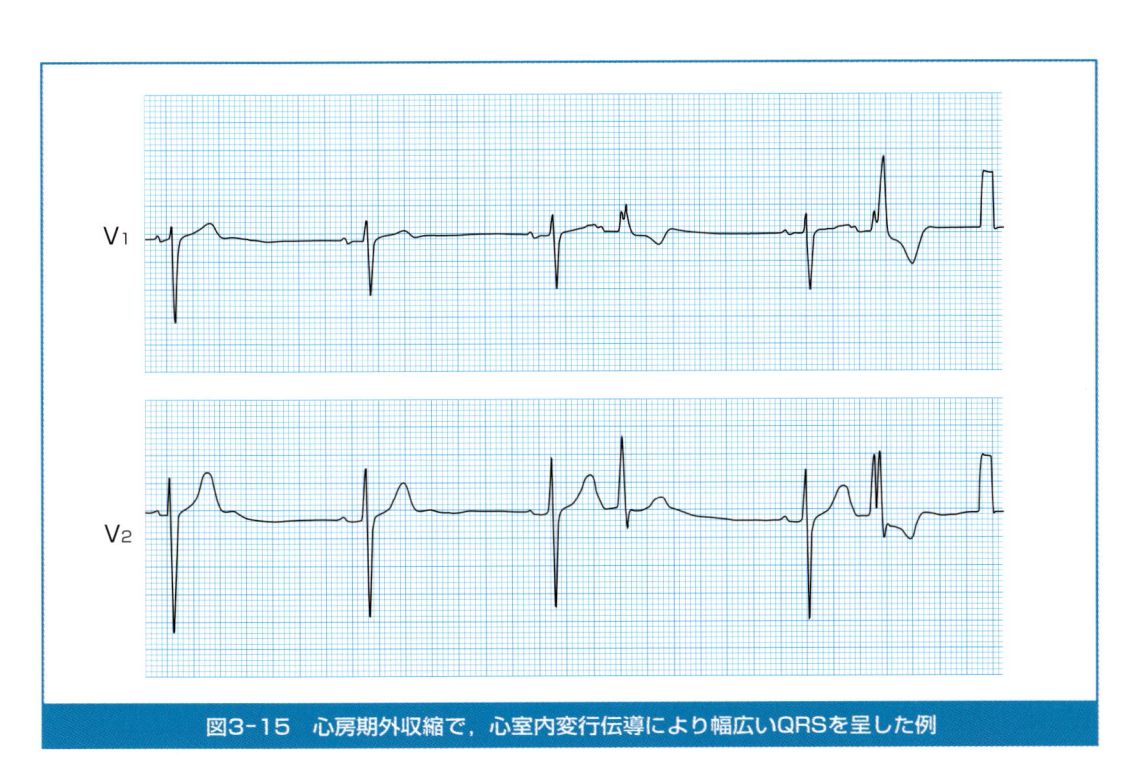

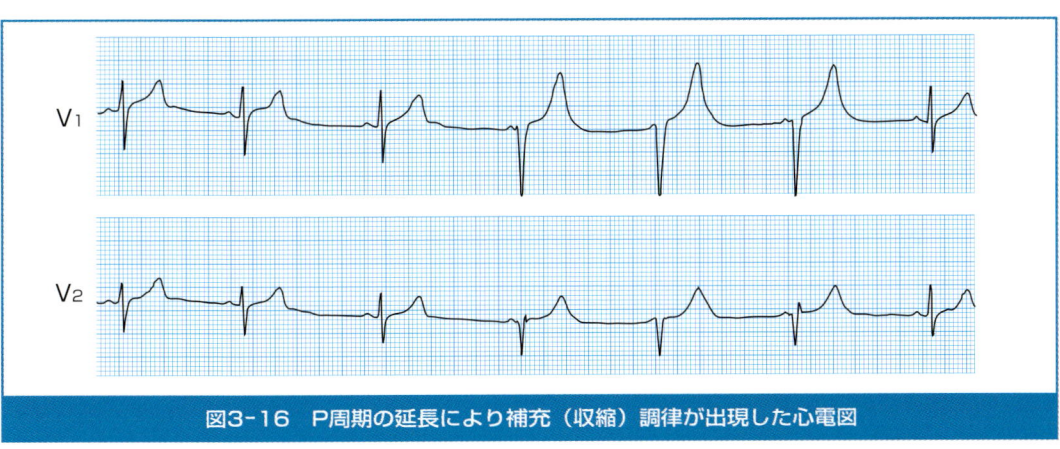

図3-15　心房期外収縮で，心室内変行伝導により幅広いQRSを呈した例

図3-16　P周期の延長により補充（収縮）調律が出現した心電図

　QRSは波形が変わる．まるで出番が違うと顔が変わるがごとく，QRSは変わることがある．しかしながら，これはいずれも上室性，心房期外収縮として認知して頂きたい．このようなものを**変行伝導**と言う．（なお，第1心拍は，PRが短くSが深くなっており，先行P波に引き続くQRSではなく，房室接合部近傍下位自動の出現によるQRSと診断する）

　図3-16は，何が違うか，お判りだろうか．診断して頂きたいのではない．P波がどこにあるか，お判りだろうか？　QRSが変化してくると，P波が埋もれてしまう．

では，なぜこのような現象が起きるか．P，P，Pとあり，しかもQRSとT波をきれいに伴っていて，格好も悪くない．病気があるわけではない．4番目の心拍で，たまたまQRSが変わってきた．T波が大きくなった．どうしてこのような現象が起きたのか？　いろいろ考えて頂きたい．

　おそらくP波の出現する間隔が少し遅くなったのである．そのため補充収縮が出た．先に心臓では補充収縮が出ると申し上げた．期外収縮でなく，心拍が間延びしてきた時，心臓がそれを嫌って，適当な間隔で自動能が出現し助けてくれる防御機能が存在する．それを**補充収縮**と言う．幅の狭いQRSなので，おそらく房室接合部あたりから出た下位自動だろう．要するに，本来もっている洞結節の自動能ではなく，それより下位の自動中枢が活動して急場をしのいでくれる機能である．

　この方は，実際にPP間隔が非常に間延びしたわけではないが，おそらく下位自動が少し亢進しているために，Pの間隔が遅くなった時に，下位の自動能が顔を出してこのようになったと思われる．

　診断はともかくとして，P波が埋もれたり，なかなか見にくかったりすることがある．そういう目で探して頂ければ，**P波を認識することは難しいことではない**とお判り頂ければ，本書の目的は達せられるのではないだろうか．

　心電図からはいろいろな情報が判る．それをすべて診断するには大変な労力が必要である．それはとても短い時間では理解できないが，もし今までP波を漠然ととらえておられたならば，**P波を見つける目を養って頂けたのではないだろうか**．お示しした心電図は，非常に難解な心電図ばかりである．困難なP波探しをやって頂いたのである．皆さん，自信をもって頂きたい．どんな心電図を見ても，P波がどこにあるかという目でものを見る癖がつけば，それで成功だと思って頂きたい．

　図3-17の心電図は，狭いQRSが4回あり，1回変なものが入って，また始めの4心拍と同様の心拍が4回続いている．V_1とV_2の同時記録である．

　この心電図はお判りだろうか？　特徴が二つある．基線を見て頂くと，揺れている．細かかったり，大きかったり，不規則な基線の揺れが認められる．QRSの間隔は，最初の三つの間隔は等しいように見えるが，次が間延びしている．《短い，短い，長い》と不規則である．QRSの間隔が不規則で，かつ基線が揺れている．

　心房細動である．心房細動で，QRSの幅の広い期外収縮とおぼしきものが出ているが，実はこれは期外収縮ではない．**心室内変行伝導**によってQRSの幅が広くなり，右脚ブロック型を呈したものである．そこまで勉強して頂こうとは思わないが，ただ，このようなQRSの変形をみることがあることを紹介しておく．（注：Ashman現象といって，長い先行RRにより

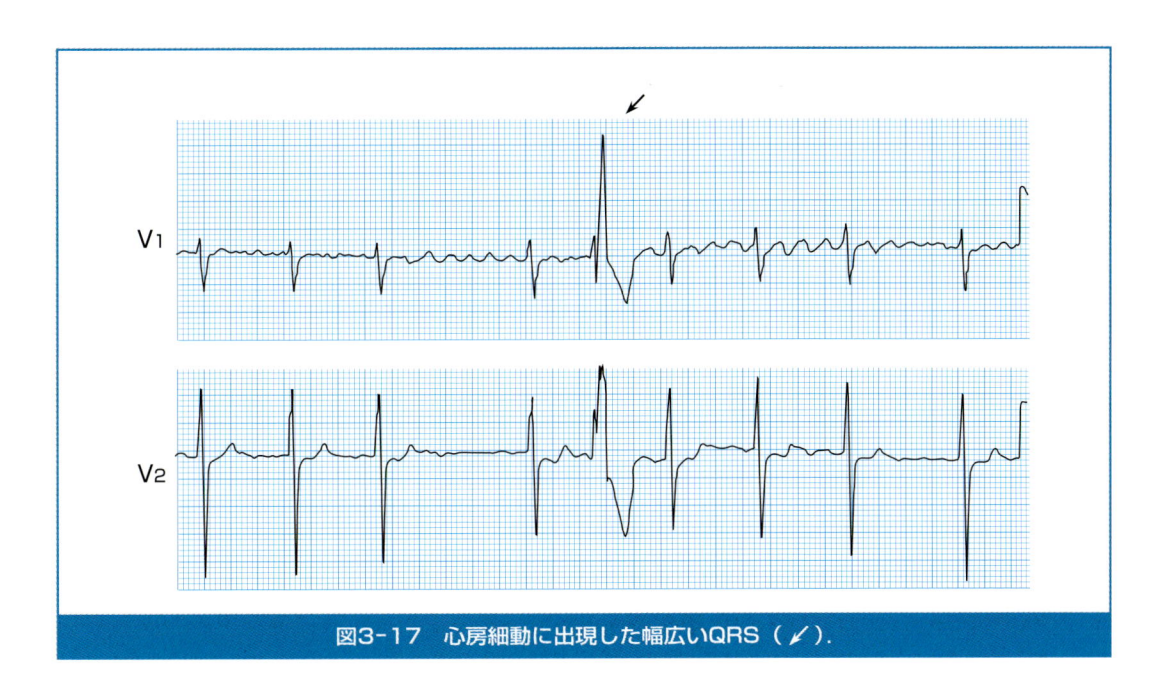

図3-17 心房細動に出現した幅広いQRS（↙）.

不応期が延長したため，QRSは脚ブロック型を示す）

　図3-18は，ある不整脈（上段左）に対してフレカイニドという薬剤を注射したところ，下段に示すような変化を示した．まず上段左の心電図は何だろうか？　R-R間隔が不規則である．時に規則正しく見える部分があることに惑わされないで頂きたい．そして，とくに第Ⅱ，第Ⅲ誘導で基線にｆ波，細動波が存在する．この二つがそろうと，心房細動と言わざるを得ない．**心房細動**である．

　では，心房細動の方に薬物を使った後の上段右側の心電図は何だろうか？　QRSは規則的である．第Ⅰ誘導では，P波とおぼしきものが見えるような気がするが，第Ⅲ誘導を見ると，下向きに凸のものが繰り返し出ており，しかも整数倍，二つに一つQRSが出ているように見える．心房細動を止める目的で薬物を注射したところ，心電図がこのように変わった．かつ，下段のように続き，最後の3心拍は正常な洞調律に戻っている．P，QRS，T，P，QRS，Tとなっているのがお判りだろうか．このような経過をとって心房細動が停止したのである．

　お示ししたいのは，心房細動が薬物によって粗動化したことである．我々循環器医はこうした薬物を使うと粗動化することを知っている．したがって，このような変化をきたすと，はっきりした所見が認められなくても，粗動化した，粗動になったと認識してしまう．おそらく粗動になったのだろう．しかし，その粗動が少し崩れてくる．心房粗動では，QRSはしばしば規則正しいと申し上げたが，それが少し崩れて，粗大な細動波の経過を経て，ついには洞調律に復する．下段右には洞性の心拍が三つきれ

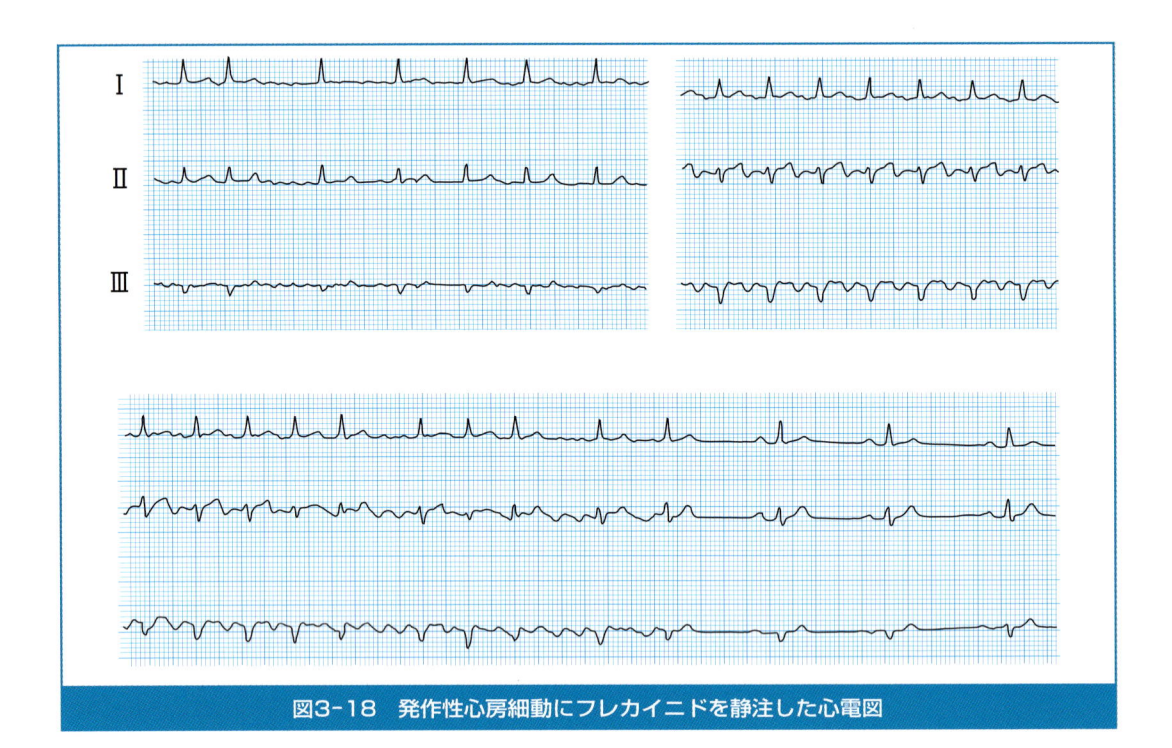

図3-18 発作性心房細動にフレカイニドを静注した心電図

いに続いているところが記録されている.

　皆さん，別々に示せば心房細動と心房粗動を見分けられるだろう. しかし，一緒に出てくると少し混同されるかもしれない.

　図3-19の心電図は，最初がギザギザの乱れた心電図で，横に一直線に延び，3秒から4秒の停止があって，P，QRS，T，P，QRS，Tと出ている. これはお判りだろうか？

　まず頻脈が続いている. P波があるように見えるが，P波ではない. 大きいもの，細かいもの種々雑多であるが，これも基線が揺れている細動である. 心房細動が停止して，その後，3秒以上たって正常な心拍が開始されるという心電図である.

　徐脈頻脈症候群，すなわち**洞不全症候群の心停止の部分**である. 先に示した心電図では，再開後最初の心拍はP波を伴っていなかったが，いろいろなパターンがある.

　何が問題かというと，頻脈の後，心拍が出ないことが問題なのである. アダムス・ストークス発作を起こすかもしれない.

　図3-20の心電図は，決して難しくはないが，応用問題になるかもしれない. これは頻脈だろうか？ 徐脈だろうか？ R-R間隔が長いところは2秒，短いところは1秒である.

　これは**徐脈性不整脈**で，その背景には洞房ブロックが存在する可能

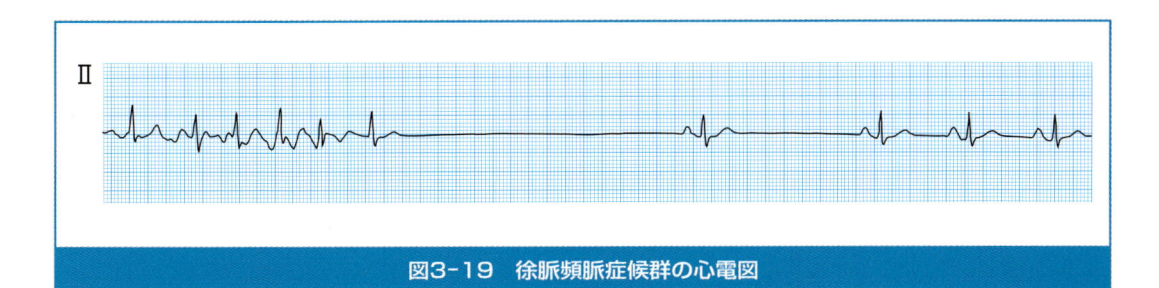

図3-19 徐脈頻脈症候群の心電図

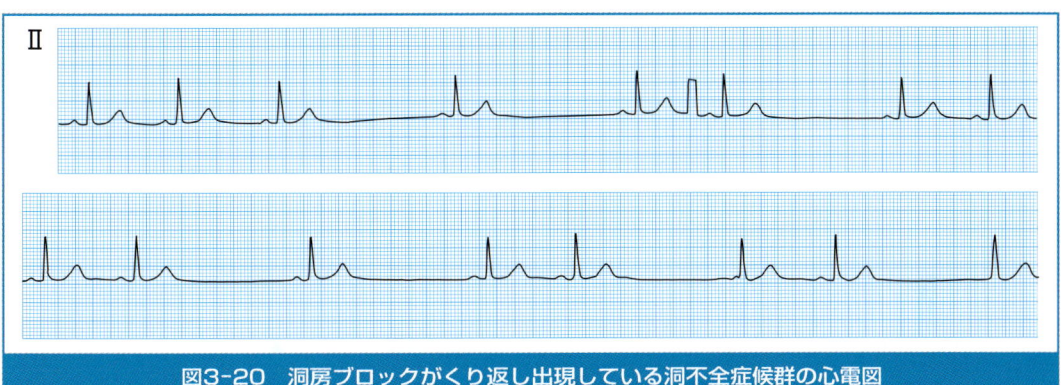

図3-20 洞房ブロックがくり返し出現している洞不全症候群の心電図

性が大である．洞房伝導が少し変動し間延びしてくると，全く整数倍にはならない．**洞房ブロックが示唆される徐脈性不整脈**である．徐脈だけでなく，R-R間隔にばらつきがある．

R-R間隔は不規則であるが，明らかなP波がある．心房細動ではない．P波がある場合には，P波が出たり出なかったりすることに起因して起きる不整脈である．心房細動では，不規則であることは非常に重要な要因であるが，P波がなくて基線が全てf波で覆われるのである．

皆さん，少なくとも心房細動の診断ができるようになっただろうか．自信をもって対応してみて頂きたい．時に外れても決して恥ずかしいことではない．

4 危ない心電図の見分け方
―モニター実施時の心構えと，その対処法！―

　いよいよ最終項目であるが，皆さんに自信をもって頂くことが一つの目標である．これまでいろいろ心電図をご覧頂いたが，重篤なものが多く含まれていた．ふつう外来診療で見る心電図とはかなり違っている．しかしながら，基本は何も変わりがない．重篤なものが判れば，これは**重篤そうだという匂い**をかげれば，まずそこで一つの**目標が達成**されるのではないだろうか．いろいろ診断的なことも申し上げたが，そのうち一つ二つは覚えて実践で使って頂きたい．

　心電図には種々のパターンがある．皆さんの顔がまちまちであるごとく，指紋が違うのと同じぐらい，心電図もよく見ると皆違う．犯罪捜査には使われないが，そのぐらい個体差があり，それをすべて見るノウハウが判る必要性はあまりない．我々が見ても，心電図自体にはあまり意味がない変化が多い．そのうち**重要なものを見落とさないこと**が実践では**いちばん重要**になるだろう．

　この章では重篤な心電図をたくさん用意した．これからお示しする心電図はほとんど今までに出たものばかりである．全く同じではないが，同じようなものが少し状況が変わって出てくるだけであり，決して驚くことはない．

　本書の目的は，心電図の専門技師になるのとは意味が違う．心電図で何が危ないかを知ることであり，アダムス・ストークス症候群が起こったり，致死的な心室細動に至ることがいちばん危険であることを認識してもらうことである．そのような状況でない不整脈は，仮に見逃しても問題は起きてこない．心電図を学ぶという観点からは全般的な理解も必要であり，種々の話も申し上げたい．しかしながら，最終項目は，**危ない心電図の見分け方**である．何が危ないか？　間延びしたり，急に頻拍になったりすると，だいたい危ないのだが，ここでは心電図モニターに関係したことで話を進めよう．

心電図モニターの目的は？

まず，**心電図モニターの目的**を示したい（表4-1）．心電図モニターは，心拍の変動，不整脈，QRS，ST・Tの変化を観察し，病態の変化を適確にとらえるために行うものである．

すなわち，**違いを見つける**ということである．同じ状況であれば，モニターしていても患者さんは変化していない．変わったことに気づくことが非常に重要である．これは患者さんを診察するうえでも，非常に重要である．それを客観的に証明するのが心電図と言っても良い．そういう意味で違いを見つけるためにモニターしているのだという認識をぜひ持って頂きたい．

致死的不整脈の発症が予測される時には，警告不整脈を認識し，予防的措置の必要性を判断するためにも重要である．

モニターを見るうえでの技術的な問題であるが，おおよその心拍数を目盛りから読み取ることができる（図4-1）．簡単に申し上げれば，通常25mm/秒で記録していれば，R-R間隔が1cmの時，心拍数はおおよそ150/分である．R-R間隔が1.5cmになると，心拍数はおおよそ100/分である．心拍数が60/分の時は2.5cmになり，心拍数が50/分の時は3cmになる．したがって，目盛りを読み取ることによって，心拍数のおおよその見当をつけて頂きたい．

そして，150近くに速くなると，やはり危険性が高くなる．逆に50より少なければ，またそれなりの意味が出てくる．その間は心拍数としてはほぼ正常範囲であると考える．

表4-1　心電図モニターの目的

心電図モニターは，心拍の変動，不整脈，QRS，ST・Tの変化を観察し，病態の変化を的確にとらえるため行うものである．

致死的不整脈の発症が予測されるときには警告不整脈を認識し，予防的措置の必要性を判断するためにも重要である．

150／分		RR= 1.0 cm
100／分		RR= 1.5 cm
75／分		RR= 2.0 cm
60／分		RR= 2.5 cm
50／分		RR= 3.0 cm

図4-1　簡単な心拍数の読み方

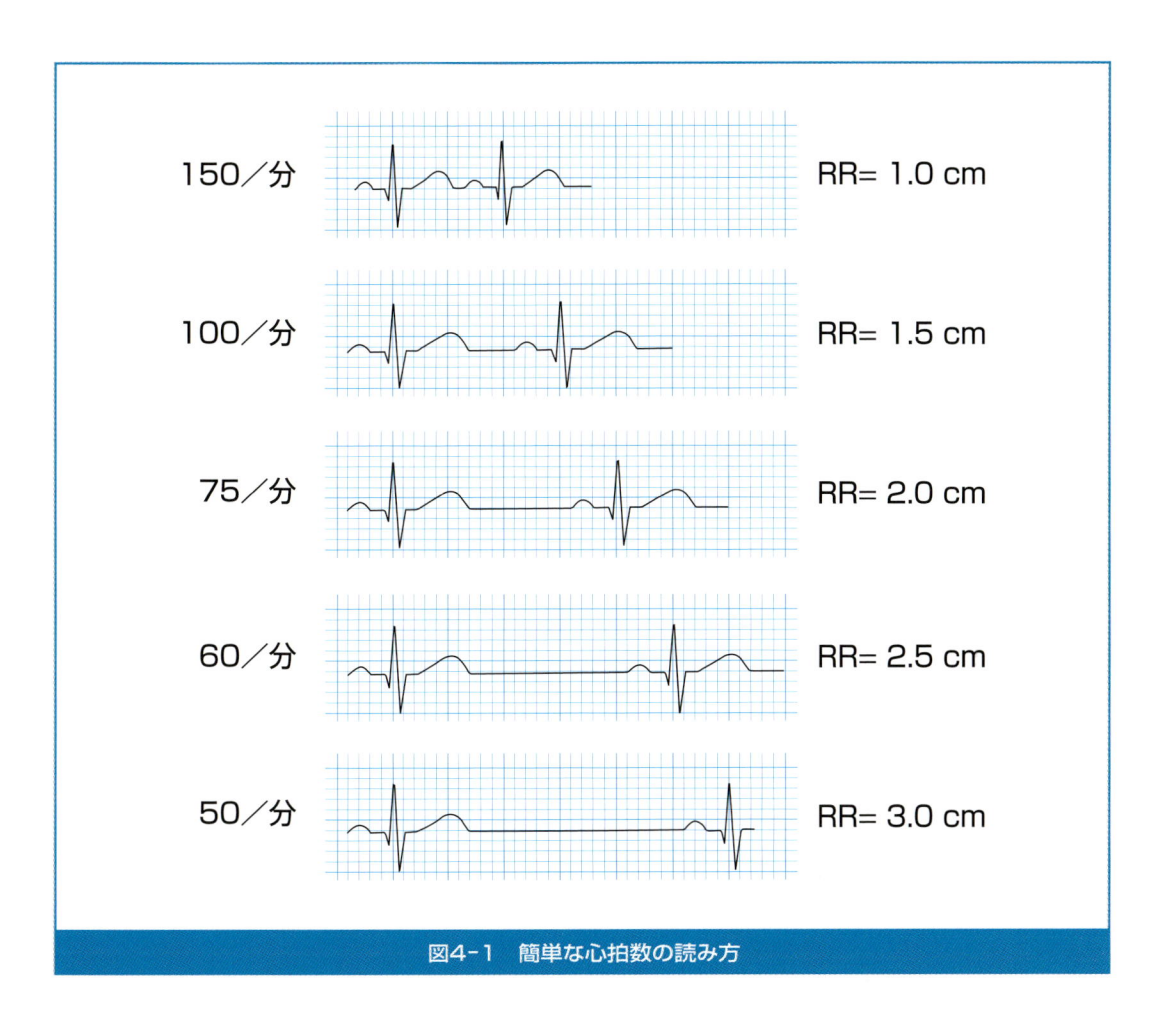

♥ アーチファクトに気をつけよう！

　先にペーシングによるアーチファクトをご覧頂いたが，**アーチファクト（artifact）** とは，本来の心電現象をとらえたものではなく，不安定な電極装着や被験者の体動により生じた心電図上の人工産物による基線の振れを総称して言う（**表4-2**）．これは英語の辞書にも載っている．

　ときには複数誘導の同時記録にて鑑別が可能となる．モニターはふつう1チャンネルの誘導で見るものが多いが，おかしな時には必ず患者さんの状態等を確認するとともに，複数の同時記録でとり直してみる，あるいは患者さんに静かにしてもらって記録し直すといったことが必要になる．

　単極誘導での判断が要求される時には，電気生理学的な矛盾が存在するか否かにより判定しなくてはならない．たとえば頻拍でないにもかかわらず，QRSが0.5cmの間隔で二つ連続して出てくることは，ふつう電気生理学的にはあり得ない．そのようなことから，少なくともどちらかはアーチ

表4-2 アーチファクト artifact とは？

・本来の心電図現象を捉えたものではなく，不安定な電極装着や被験者の体動により生じた心電図上の基線の振れを言う！

・複数誘導の同時期録にて鑑別が可能となる！

・単極誘導での判断が要求されるときには、電気生理学的な矛盾が存在するか否かにより判定しなくてはならない．！

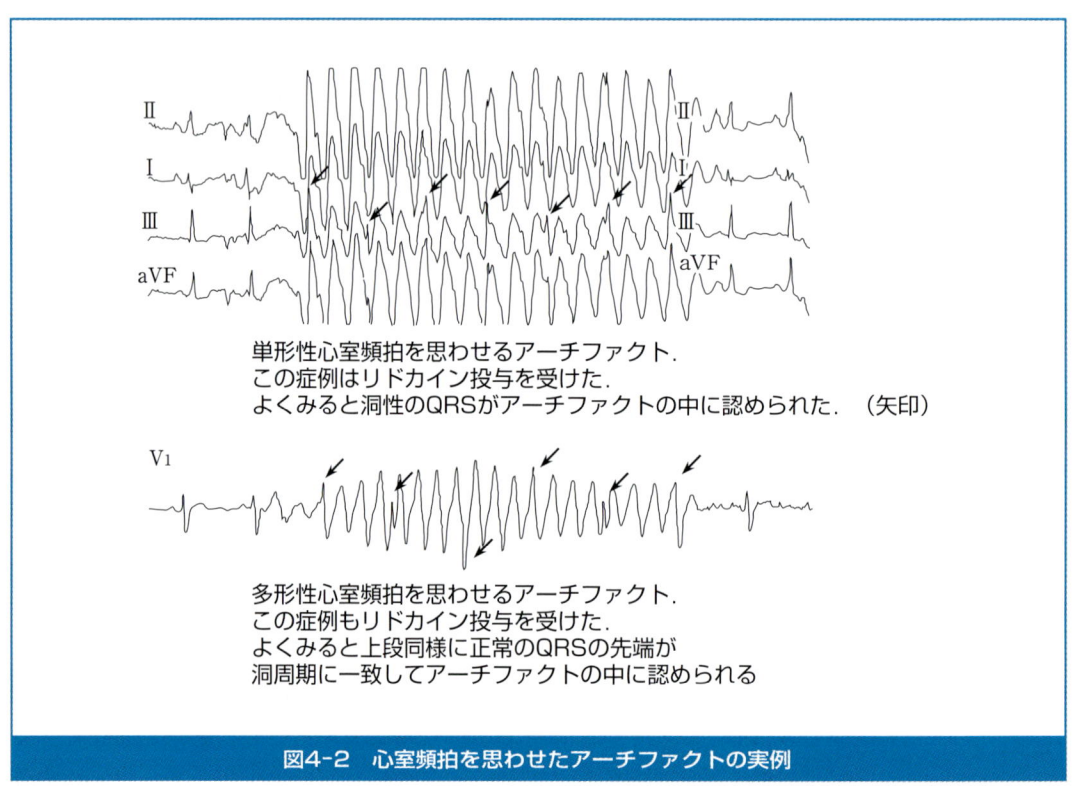

単形性心室頻拍を思わせるアーチファクト．
この症例はリドカイン投与を受けた．
よくみると洞性のQRSがアーチファクトの中に認められた．（矢印）

多形性心室頻拍を思わせるアーチファクト．
この症例もリドカイン投与を受けた．
よくみると上段同様に正常のQRSの先端が
洞周期に一致してアーチファクトの中に認められる

図4-2 心室頻拍を思わせたアーチファクトの実例

文献：Knight B, et al. N Engl J Med 1999; **341**, 1270-1274.

ファクトであると診断する．QRSは通常T波を伴うことも参考となる．本物の心拍が2心拍続いたのではないと判る．したがって，前後の心電図の状態も非常に重要になってくる．

それでは，いくつか**実例**を示したい．

図4-2の心電図は，非常に難しそうな心電図である．しかし難しくはない．皆さんがすでに勉強されたなかに全部含まれるものである．

世界でいちばん定評のある臨床系医学雑誌である"New England

Journal of Medicine"に1999年に載った心電図である．

多少ノイズが入っているが，これは心房細動ではない．P波があり，QRSがあり，T波がある．次もP波があり，QRSがあり，STが下がっているが，T波もある．上段は4チャンネル，下段は1チャンネルであるが，P，QRS，T，P，QRS，Tとある．ところが，突然，心室頻拍のような波形が生じた．

通常このようなものは心室頻拍である．たいへん規則正しい，幅の広いQRSが並んでいる心電図である．これまで勉強してきたルールですべて解決できるが，この心電図が正しければ，心室頻拍と診断される．**実はこれがアーチファクトであった**．アーチファクトで心室頻拍を思わせるものが記録されたために，この患者さんたちはリドカインの静注をされてしまった．それで事故が起きたわけではないが，そのような不必要なことがなされるので，アーチファクトには十分注意をせよと取り上げられたのである．これは驚くべきことである．

振幅がだんだん大きくなって，小さくなってとトルサード・ポワンのような多形性心室頻拍に似ている．ところが，矢印で示すように，QRSを思わせるようなスパイクがところどころに出ている．P波ではなく，QRSと思われるようなものがある．よくこの心電図を見てみれば，心室頻拍を思わせるものはアーチファクトであった．

ここで注目されるのは，いずれの症例も治療のためリドカイン投与を受けたことである．この患者さんは不必要なリドカインの静注をされてしまった．リドカインには麻酔作用がある．注射されると，まるであの世に行きかかったような良い気持ちになるそうである．麻酔作用のため，「吸い込まれるように良い気持ちになり，それから目が覚める」と以前静注した際に言われたことがある．そのようなことで取り上げられた心電図をご紹介させて頂いた．世界的に報告された事例である．

図4-3の心電図は，昔私が病棟にいた時代に，これは大変だと騒ぎになった心電図である．上段はモニターから記録したストリップで，下段はちょうどその時同時に患者さんのベッドサイドで装着していたふつうの心電計で記録した心電図である．

QRSの幅は広いが，三つ心拍が続き，その後，少し間延びして二つ心拍が出て，また間延びして心拍が出る．Pが出てこないので洞房ブロックかもしれないが，このように不規則な徐脈を呈している状況で，片やこのように多形性心室頻を思わせる心電図が記録された．同じ時相できちんと記録した心電図には，モニターにあるようなものは記録されていない．これは，電極を装着していた**胸をこすったために起きたアーチファクト**である．

患者さんが危ない時期であったので，アーチファクトであると断定する

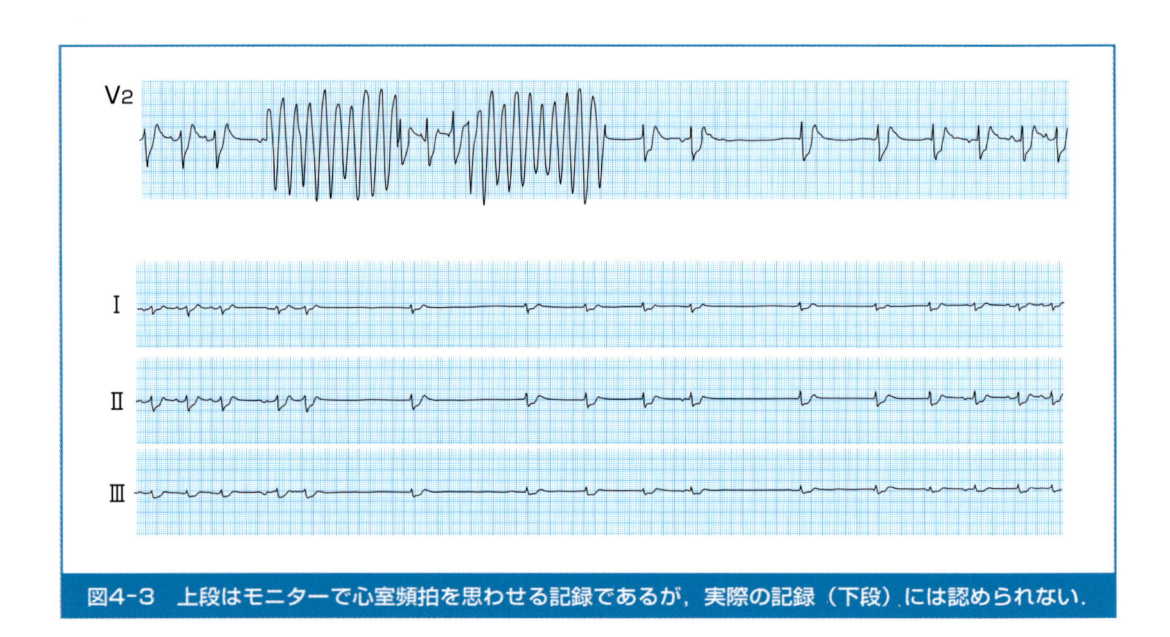

図4-3 上段はモニターで心室頻拍を思わせる記録であるが，実際の記録（下段）には認められない．

のはなかなか難しいことであった．この時はリドカインを使わないで済んだ．

図4-4の心電図は，ペースメーカーを植え込まれた患者さんの心房ペーシングの時のアーチファクトである．なぜ心房ペーシングと判るかというと，P波の前にスパイクがある．これはQRSではない．心房ペーシングのアーチファクトである．QRSの前にないので，これは心房ペーシングである．ペーシングモードでいうとAAIというsingle chamber pacingのモードである．これは非常にきれいに記録されている．このようなものが**ペースメーカーの心電図**である．

図4-5の心電図は，二つのスパイクが入っている．第Ⅱ誘導で見ると，P波の前に入っているスパイクが大きく，向きはプラスマイナス逆に振れているが，QRS直前にもスパイクがある．これは心房心室同期のDDDペースメーカーである．電極を2ヵ所，心房と心室にそれぞれ挿入したペースメーカーが植え込まれており，心房と心室とでは約200msecの遅延が設定されており，心房に刺激が落ちた後，200msec後に心室に刺激が落ちる．そのようなことをこの心電図から読み取ることができる．

循環器の病棟におられると，このような心電図をご覧になるチャンスは必ずあるだろう．実際，QRSは心室ペーシングをしているので，正常の洞調律の時よりも幅が広くなる．右室であるから，左脚ブロック型になる．

図4-6の心電図のようなアーチファクトもある．第2，第6，第9心拍の

アーチファクトに気をつけよう！　93

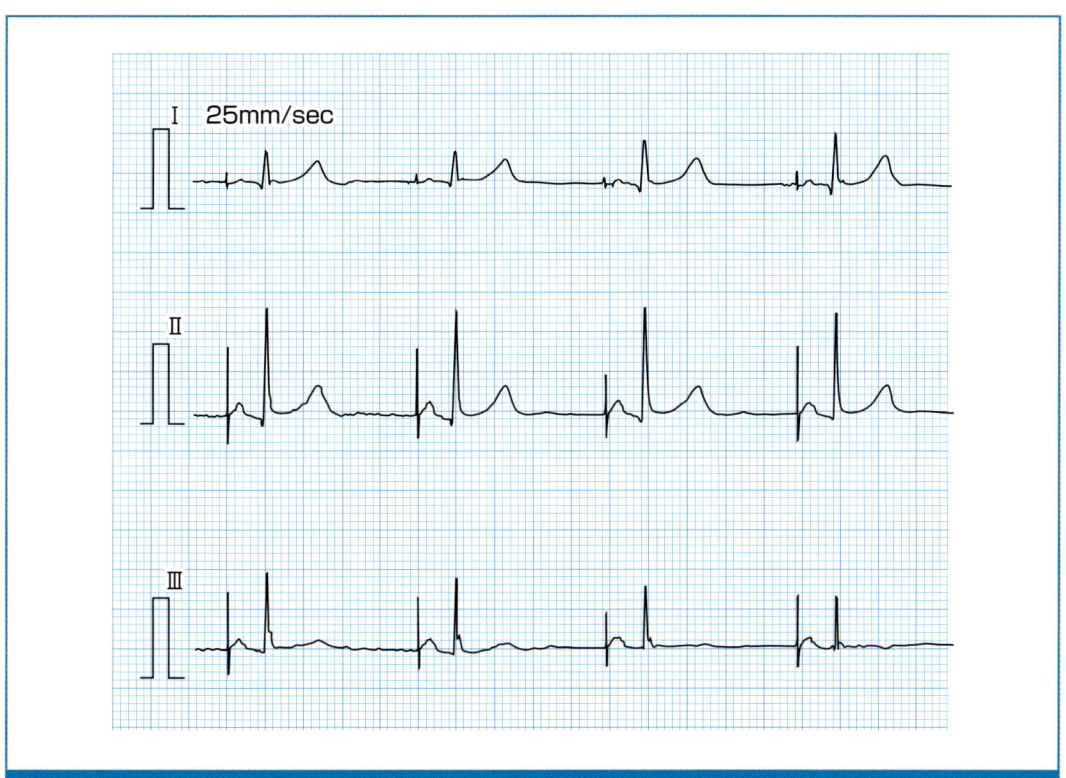

図4-4　心房ペーシングの心電図（ペースメーカーアーチファクト）

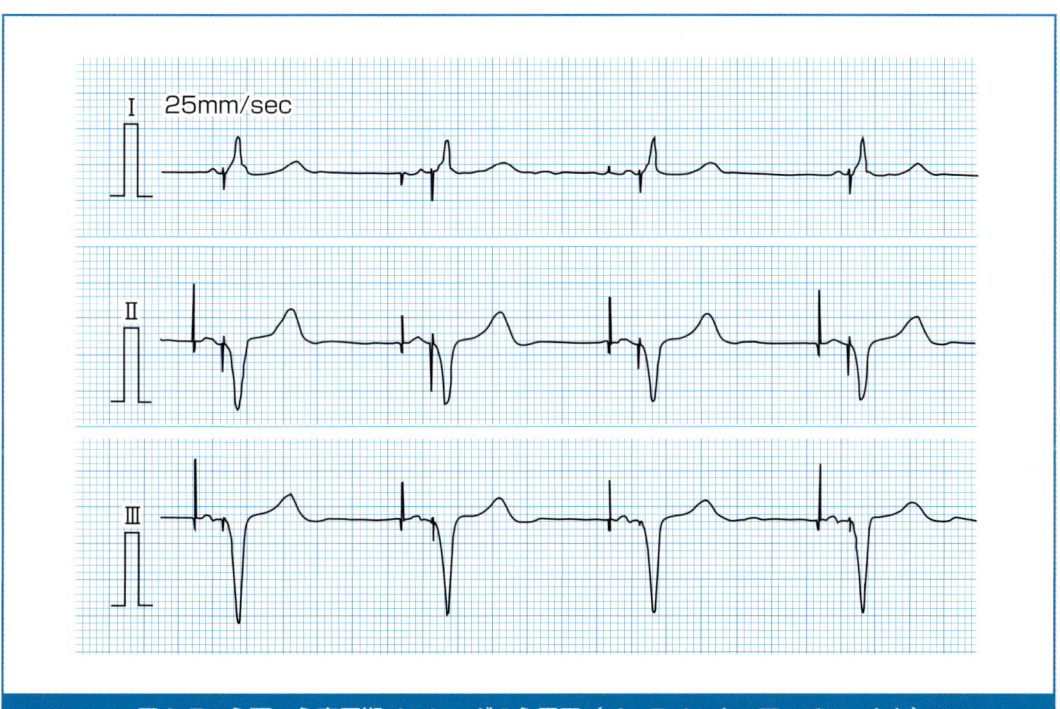

図4-5　心房・心室同期ペーシングの心電図（ペースメーカーアーチファクト）

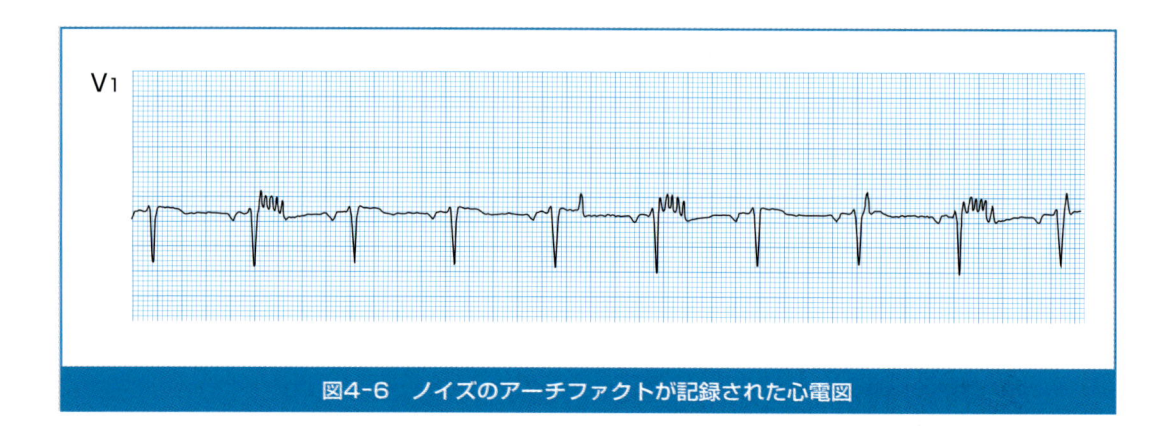

図4-6 ノイズのアーチファクトが記録された心電図

QRS直後にギザギザギザと入っているのは**単なるノイズ**である．心臓の電気現象を捉えたものではない．5心拍目の直後にスパイク状のものが記録されているが，これもおそらく同じものである．ここにP波が存在しても不思議はないが，他にアーチファクトが記録されているので，これもアーチファクトであろう．明らかに自然な心臓の電気現象とは違うことが，何となくお判りになるのではないだろうか．

♥ 生命に危険な不整脈とは？

さて，**生命に危険を及ぼす不整脈**とはどのようなものか？（**表4-3**）？ すなわち，モニターをするような状況下で危ない不整脈を見落としてはいけない．なぜ危ないかというと，脳虚血症状を起こすアダムス・ストークス症候群や，致死的な心室細動をひき起こすかもしれないからである．

結局，人間が死亡する時には，最近は脳死で移植してしまうこともあるが，現在，一般には心停止という状況をもって死亡を認知する．その時，聴診器と患者さんの状態だけでみると，心室細動でも心停止である．心室細動は，心臓の電気現象は残っているが，ポンプとしての機能は全く停止している状況と同じであるから，心停止を意味する．我々の言う心室停止は，心電図をとっても心電現象が認められない心室停止を意味している．

表4-3に挙げたものは，いずれも本書ですでに勉強して頂いたものばかりである．

頻脈性不整脈のうち，心房細動・粗動では，とくに心室レートが200/分以上になると心室細動を起こしうる．アダムス・ストークスも起こしうる．一般に200/分以上になることは，心房細動・粗動では比較的稀であり，特殊な状況下である．

何も器質的な心疾患をもたない患者さんに起きた心室頻拍は，あまり臨

表4-3 生命に危険を及ぼす不整脈

- **頻脈性不整脈**
  心室レート200／分 以上の心房細動・粗動
  心室頻拍
  Torsade de pointes
  心室細動

- **徐脈性不整脈**
  高度房室ブロック
  完全房室ブロック
  洞停止の長い洞不全症候群
  心室停止

床的意義が高くないからである．すなわち，心臓のポンプとしての機能がある程度保たれる可能性が高い．病的心に起きた心室頻拍は，多くの場合，心拍出量が低下し，脳虚血を起こす．さらにそれに引き続いて心筋虚血が誘発されれば，心室細動を容易に発症する．すなわち，容易に心室細動に移行する．そういう意味で非常に重要になってくる．

したがって，モニターをしているといっても，患者さんの状況を忘れて心電図だけで苦労しないことである．既往のある方は注意が必要になるが，背景疾患として何も重篤なものをもち合わせない方においては，どちらかといえば余裕が生じてくる．

徐脈性不整脈では，高度房室ブロック，完全房室ブロック．高度かどうかというよりも，とにかく脈が遅くなることが，徐脈性不整脈では重要である．房室ブロックでも洞房ブロックでも，間延びしたり遅くなったり，とくに2.5〜3秒以上の心停止，P波しか出ていないようなものは，心室の機能が停止しているので，同じように考える必要がある．

このようなものが生命に危険を及ぼす不整脈として重要である．もちろん虚血性心疾患の方をモニターしていたら，STが上がった，あるいはSTが急に下がったというのも，重要なポイントである．そうしたものも見逃してはいけない所見であろう．

●Lown分類

不整脈は種々雑多であり，いろいろなバリエーションがある（表4-4）．同じ診断名であっても，違う心電図をお示しすると，果たしてそれでいいのかと思われたように違っている．しかしながら，一般に上室起源の不整脈より，心室起源の不整脈のほうが意義が高いことは，ご理解頂いているのではないだろうか．

表4-4　Lown grade（Lown分類）

grade 0	心室期外収縮なし
grade 1	稀に出現する心室期外収縮 a: ≦30/時間で≦1/分 b: ≦30/時間で＞1/分
grade 2	頻発する心室期外収縮 ＞30/時間
grade 3	多形性心室期外収縮
grade 4	連発性心室期外収縮 a: 2連続（couplet） b: 3連続以上（salvo）
grade 5	R on T

　そこで，**Lown grade**，日本では**Lown分類**と言われているものをお示ししたい．集中治療室などでは，ナースもよくご存じの基準である．
　この分類は，Bernard Lownという有名なハーバード大学の先生が，心筋梗塞後の患者さんを観察して，心室細動を起こす前兆としての期外収縮を分類したものである．この分類に従っていわゆるgrade 2以上，すなわち，**grade 2の頻発する心室性期外収縮**，あるいは**grade 3の多形性心室期外収縮**，**grade 4の連発性心室期外収縮**，**grade 5のR on T**という四つの段階については要注意とされ，初期の段階においてはこのような状況になると，予防的な薬物治療がなされたりした．
　しかしながら，世の中必ずしも定石どおりにはいかないことが多くある．このgrade2〜5を致死的な不整脈を発症するサインであるという意味で警告不整脈（warning arrhythmia）と言い，発症した方には予防的な措置を講ずるべきだという考えがあったが，逆にこれがないからといって致死的な不整脈が起きないということはないと言われるようになり，以後，あまり重要視されない傾向があった．
　ところが，現在ではこの基準がおおよそ不整脈の重症度をみているであろうという推測の下，広く用いられている．したがってLown分類は，心室性期外収縮をみた時の重症度をおおよそ反映するだろうという程度にお

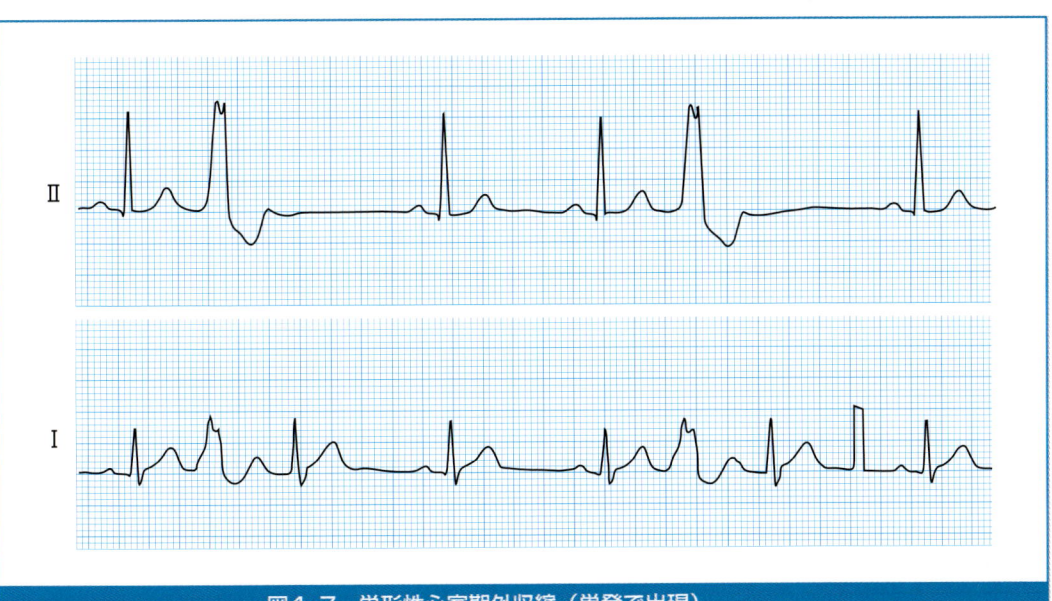

図4-7 単形性心室期外収縮（単発で出現）．
上段は代償休止期があるが，下段は間入性に出現

考え頂きたい．
　grade 5のR on Tとは，T波の頂上付近は心室の受攻期にあたり——非常に過敏に反応しやすい時相であると言われている．そこにQRSが発生し，心室の電気的な興奮，すなわち脱分極が起きると，心室細動を発生しやすいと言われている．R on Tは，数が少なくても要注意である．ふつうはなかなか認められないが，Q-T間隔が長いような方では，このようなことが起きやすくなる．

　それでは，**Lown分類**に沿って心電図を見ていきたい．図4-7の心電図は単一の期外収縮である．P, QRS, T, 正常な洞性の調律があり，次に幅の広いQRSが予測される次の心周期より，早期に出現している．そういう意味で，これはいずれも期外収縮である．
　上段と下段を見くらべて頂きたい．期外収縮の一つの特徴として，二つのパターンがあることを見て頂きたい．
　上段に見られるような期外収縮の後の間延びした間隔を**代償休止期（不応期）**と言う．そこに正常の収縮が存在するはずであるが，出現せず休んでしまう．実際には休んだのではなく，心電図に記録されないのである．P波がどこかにあるのかもしれないが，心房ないし，房室結節の不応期でQRSを生じない．それゆえにその心拍は休んで，次の次の心拍が出てくる．二つ洞性のQRSが続いた後，また期外収縮が出たお陰で，その次の心拍も休んでいる．期外収縮はこのような代償休止期をよく伴う．
　ところが，**下段**に示すように，期外収縮が出ても休まない場合がある．

図4-8 心室期外収縮の連発

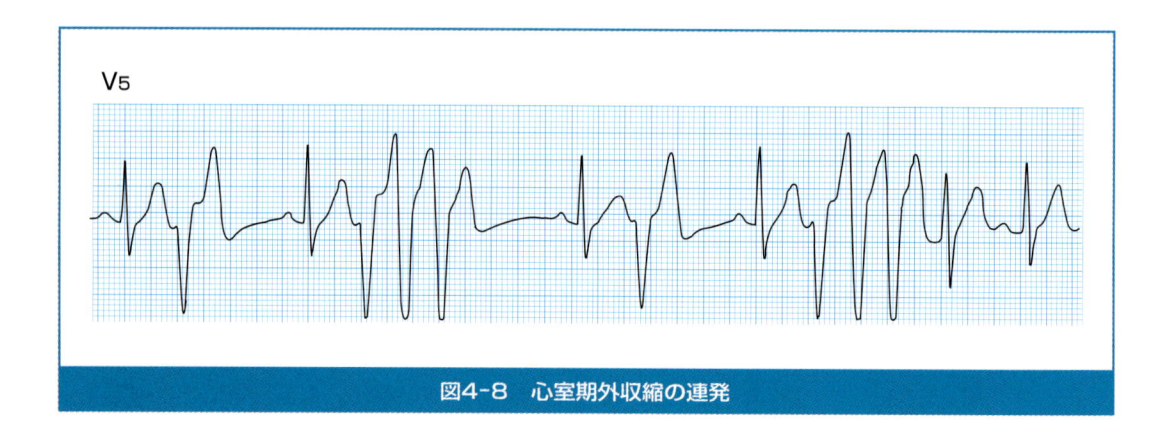

上段は期外収縮の後のQRSが抜けている．よく対比して頂くとお判り頂けるだろう．下段のようなものを**間入性期外収縮**と言うが，聴診すると〈ドドド，ド，ド〉と非常に奇異に聴こえる．上段は〈トントン〉と聴こえて間が抜ける．

期外収縮にはこのようなパターンがある．いずれも単一の形をした**単形性の期外収縮**である．

図4-8の心電図は，連発である．よく見て頂くと，最初にP，QRS，Tがある．T波が終わった後，すぐにQRSが出てくる．幅の広い心室性の期外収縮である．次に正常の洞調律が一つ入り，3連発が起きている．QRSの幅の広いものが三つ続いて発生している．3連発はLown分類では，grade 4のbになるが，これは**非持続性の心室頻拍**である．続かないという意味で非持続性と言う．

もともとこのような不整脈（図4-9）を起こされる患者さんに，持続的に同じような不整脈が出ている場合には，あまり意味がない．ところが，このような連発がある時には続く．これほど長く続くとやはり危険性が増大するが，何もしないで自然に停止している．

一般に30秒以内に自然停止するものを**非持続性**と呼ぶ．30秒以上続いて何か止めるための手立てを講じないと停止しないものを**持続性心室頻拍**と言って区別している．当然，持続するほうが重篤である．

したがって，不整脈についていえば，**QRSの幅が広くて奇妙であればあるほど**，また**持続や連発が長ければ長いほど**，波形が乱れれば乱れるほど具合が悪い．このような**三つの原則**がある．

●PRやQRSの延長はなぜ危ないか？

もう一つモニターをする時に非常に重要なポイントがある（表4-5）．不整脈を予知する観点からかもしれないが，**PRやQRSの延長**である．

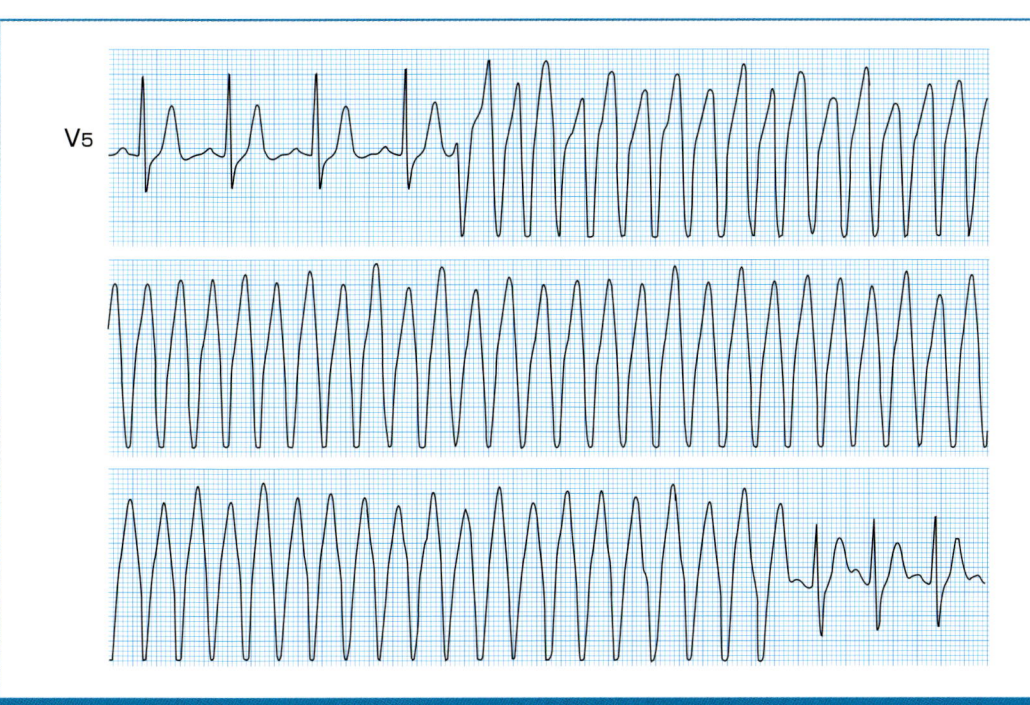

図4-9　非持続性心室頻拍：下段右で自然停止している

表4-5　PRやQRSの延長はなぜ危ないか？

- PR延長は房室ブロックとなり，高度房室ブロック，完全房室ブロックで下位自動が出ないと，心停止となる危険がある

- QRS幅の延長は，心室内伝導障害による高度房室ブロックないし完全房室ブロックとなる

- 房室ブロックで徐脈になると，QTが延長する

これはすなわち，心内の刺激が伝播する過程が遷延する．平たくいえば，**伝導遅延**が心臓内に生じていることを意味する所見である．

　PRが延びることは，房室ブロックとなる前兆かもしれない．PRが延びてきたら，もっと延びて完全房室ブロックになる可能性がある．ところが，Ⅰ度であったりWenckebach周期であった方がずっと同じであれば，何の意味もない．したがって，違いを見ることが非常に重要である．

　また，**QRSの幅が広くなる**と，**心室内の伝導遅延**となる．心室内の伝導が途絶すれば完全房室ブロックとなる．これは，房室結節以下の伝導が

V5

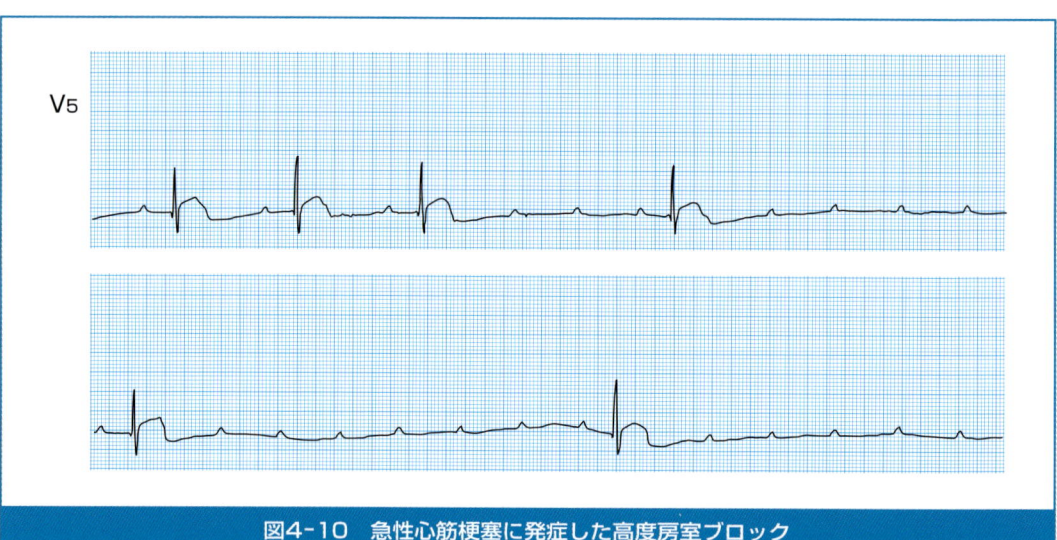

図4-10　急性心筋梗塞に発症した高度房室ブロック

どこで切れても完全房室ブロックになる可能性があるからである．あるいは，単にQRSの幅がだんだん広くなっていくと，いつの日か心室が興奮しなくなるかもしれない．すなわち，それは心室停止である．

もう一つ重要なことであるが，房室ブロックに限らずどんなものでも，**徐脈になるとQTは生理的に延長する**．QTが延長するとトルサード・ポワンと言われる不整脈が起きる可能性が高まる．

以上のような意味合いで，こうした変化が重要となる．

図4-10の心電図は，概説すると，Pがあり，QRSの幅は広くない．T波は上昇している．P波はその後もどうも規則正しくずっと出ていると推測される．最初の3心拍の範囲では，P波はそれぞれQRSの前にしか認められないが，おそらくもう一つがT波のなかに埋没していると考えなければならない．これが疑って見て頂きたいと申し上げた理由である．

すなわち最初の3心拍は，2対1の房室ブロックであるが，伝導している時もPRが延長している．PRが延長し，かつ2対1になっているところに，さらに伝導比が2対1以下となり，心室が停止している．

これは，STが上昇しているので，急性下壁心筋梗塞で進んでしまった房室ブロックである．見る間にこのようなことが起きてくるが，大変なことでもあるので，逆にいえば，このようなきれいな心電図はなかなか記録できない．

図4-11の心電図では，P波は規則正しく出現している．すなわち，PとQRSは無関係に出現している．多少間隔が短いところがあるが，QRSの幅が狭いので，房室接合部直下あたりから出現したと考えられ，少しP

図4-11 完全房室ブロックの心電図

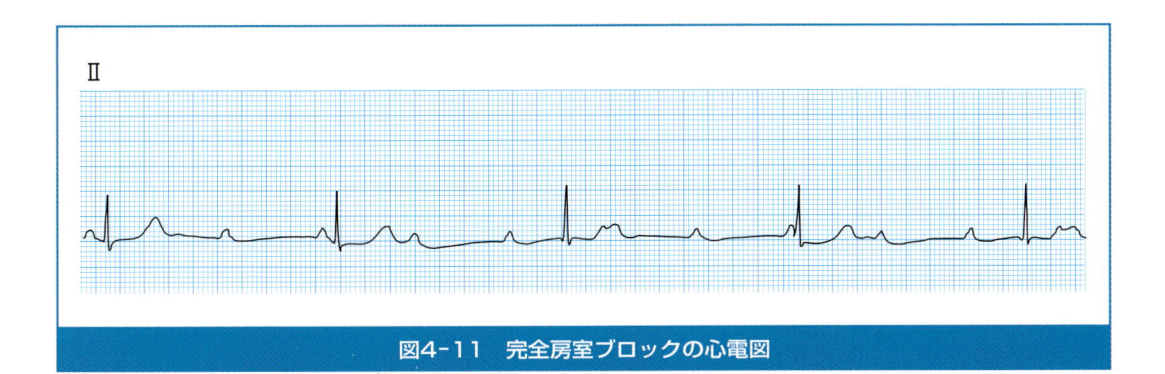

表4-6 QT延長はなぜ危ないか？

QT延長により，トルサード・ポワン（多形性心室頻拍）を発症し，心室細動へ移行すると突然死をきたす．

QT延長症候群では突然死をきたすことあり

の影響を受けて間が不規則になったものである．完全房室ブロックである．PとQRSがずれて，明らかに別個に出現している．Ⅲ度の完全房室ブロックであり，徐脈に対する速やかな対応が必要となる．

●QT延長はなぜ危ないか？

次に，**QT延長はなぜ危ないか**につきお話ししたい（表4-6）．QRSは脱分極で興奮を示すが，T波は再分極を意味する．再分極は，次の興奮に備えるための準備段階であり，元に戻る過程である．この興奮して元に戻るまでの間の電気現象に異常を生ずると，心臓が全体としてスムーズに元に戻る準備ができない状況を意味し，心室レベルでの電気的な不均一性が増大すると推測される．それゆえに不整脈を起こしやすいと考えられるが，ここではQTが延長するとなぜ危ないか，トルサード・ポワンが起きるから危ないとご理解頂きたい．

トルサード・ポワンは，幸い自然に止まることも少なくない．ところが，時には止まらないで心室細動へ移行する．トルサード・ポワンは，厳密にはQTが延びている時に起きる多形性心室頻拍である．ゆえにQT延長症候群では，突然死をきたすことが知られている．トルサード・ポワンを起こして心室細動に移行すると，病院の外であれば日本では助からない．そのまま死亡である．

図4-12の心電図は，すでにお示しした心電図のトルサード・ポワンが

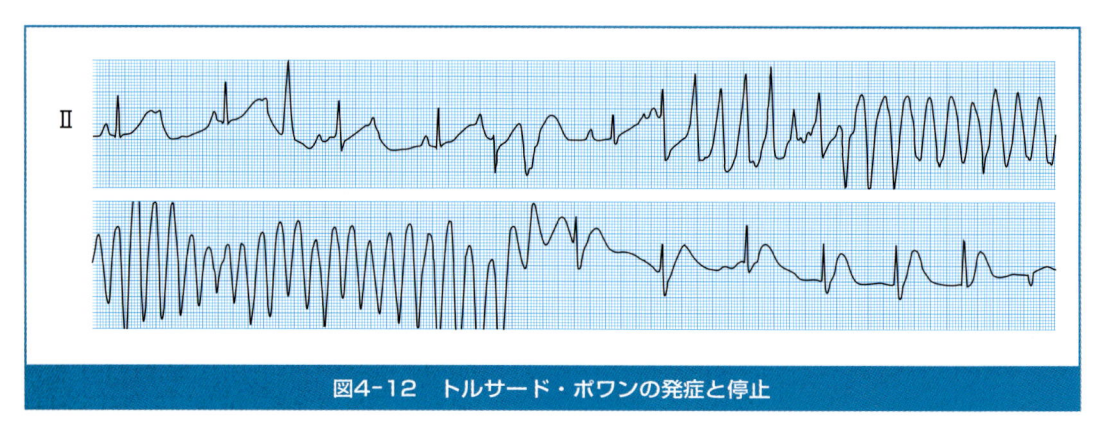

図4-12 トルサード・ポワンの発症と停止

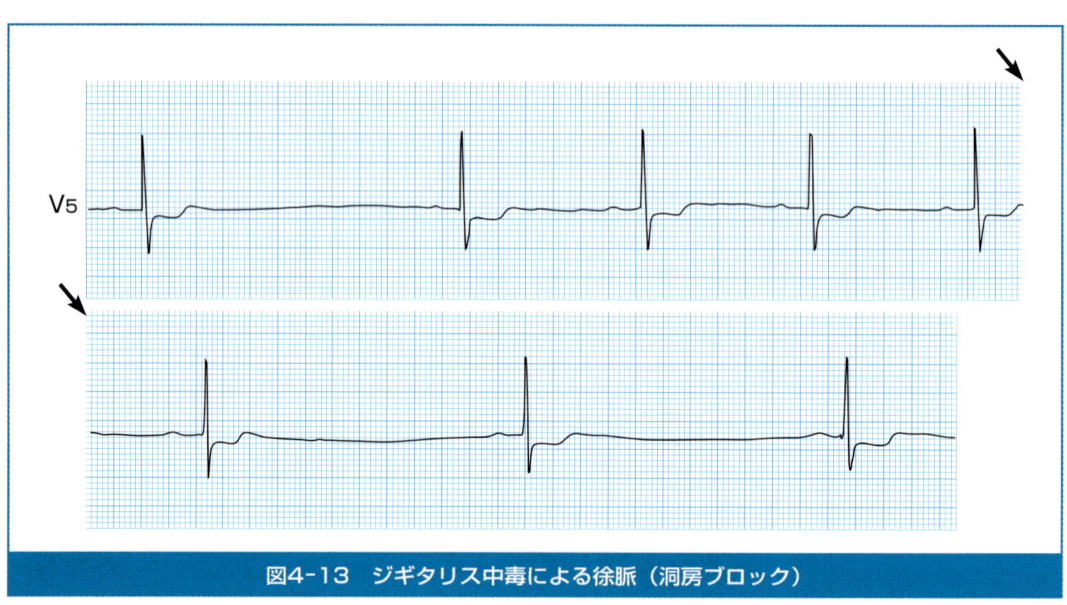

図4-13 ジギタリス中毒による徐脈（洞房ブロック）

起きたところと終わったところである．基本的な調律は，2対1の房室ブロックで，徐脈になっている．徐脈になると，QTは生理的に延びるが，この患者さんは神経科の患者さんで，三環系抗うつ薬を使っていた．何回もひっくり返っておかしいと私どものところへ来た．すると，このような心電図を繰り返していた．そのお陰で記録が残ったのである．たいへん印象的であるが，このような心電図はなかなか入手できない．

図4-13の心電図を見て，前掲の心電図とは，だいぶ違うなと思われた方が多いのではないだろうか．

ここで少し復習して頂きたい．心電図を見る時には，P波があるか？ QRSがあるか？ QRSの幅が広いか？ 狭いか？ QRSの頻度はどうか？ 規則正しく出ているか？ 間延びしているか？ そのような観点だけで見て頂いても違いが判るのではないか．

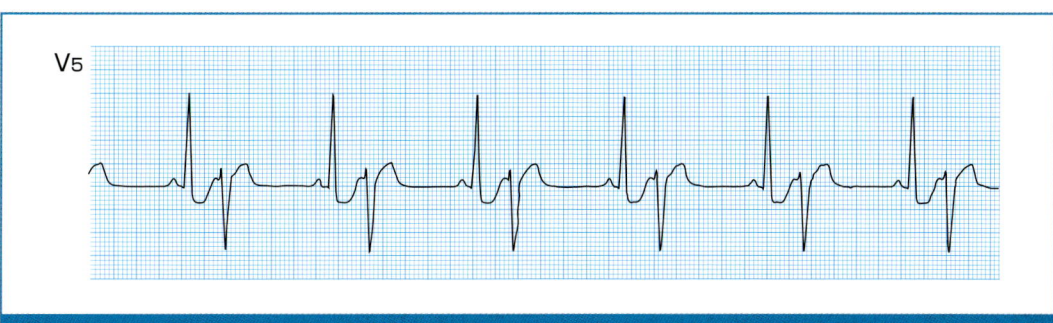

図4-14 ジギタリス中毒による二段脈

　P波は小さいがQRSに先行して存在し，PとQRSの間が少し間延びしている．しかしながら，QRSは幅が狭く，正常範囲である．STは下がっている．何も興奮していないところを基線とするので，基線から1.5mmほど下がっている．これまでQTが長い心電図ばかりご覧に入れたが，これはQTが短い．徐脈になるとQTは延びるはずなのに，この人はなぜ短いか．そこに気づいて頂ければ，私と同じぐらい心電図が読めることになる．

　ふつうは単に遅いことに気づくだけでも用は足りる．すなわち，強いて申し上げれば，R-R間隔が延びたところに，QRSが一つずつ抜けている可能性がある．間にそれぞれPが出て，QRSが入っていれば，何となく規則性があるように見えるかもしれない．そうだとすれば，洞房ブロックである．不整脈からいえば，そのような観点で見ることになる．

　しかし，ここで見て頂きたいのは，QTが短く低下していることである．

　ある病院に78歳の男性が初診でいらっしゃった．何となくだるい，調子が悪くてしょうがないといって近くの医院にかかっておられた方がいらっしゃった．何か薬をお飲みになっているかとよく話を聞いてみると，だいぶ前から心臓が悪いと言われてジゴキシンを1日3錠，1ヵ月ぐらい飲んでいると言う．すると，このようにだんだん心臓が止まりそうになってくる．ジギタリス中毒である．

　ジギタリスを飲んでいるがゆえにQTが延びず，短い．盆状ではないが，QTが短縮している．すぐにジギタリス中毒を疑って頂きたい．それはドクターの仕事かもしれないが，このような心電図もある．

　図4-14の心電図は，具合が悪く，困りに困ってやはりジギタリスを使っていた患者さんである．ジギタリスの濃度がたいへん高くなり，P，QRSとあるが，STが低下し，QTは短い．そしてT波が終わるとすぐに期外収縮が出現している．期外収縮は，QRSの幅があまり広くない．上向き，下向きで非常に奇妙に見えるかもしれないが，これは単なる期外収縮の二段脈である．しかし，QRSの始めからT波の終わりまでがたいへん短

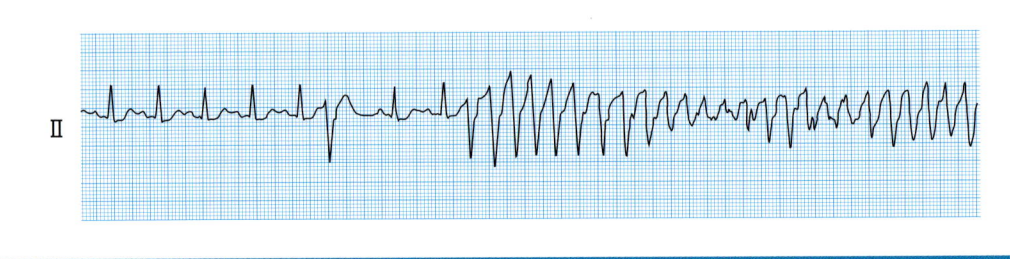

図4-15　ジギタリス中毒に発症した多形性心室頻拍

い．期外収縮のQTも短い．これもジギタリスのせいである．

　図4-15の心電図は，前掲の心電図と同じ患者さんで，洞性の頻脈である．STが少し下がっていて短いが，P，QRS，P，QRSときちんと続いてきて，T波が終わった直後に期外収縮が出ている．これは前掲の二段脈と同じであるが，その後，もう少しタイミングが早く出た期外収縮があり，それによってトルサード・ポワンと同じ形の心室頻拍が出現している．
　トルサード・ポワンと申し上げたが，正確には，これはQT延長がないので，トルサード・ポワンではない．トルサード・ポワン型多形性心室頻拍として頂きたい．
　そのような所見があり，この方はこの後，心室細動に移行している．1晩に10回ぐらい電気ショックをかけて，何とかその晩はもちこたえたが，数日後に亡くなっている．

♥ 心電図モニター使用時の注意点

　心電図モニター使用時の注意事項を少し申し上げたい（表4-7）．実際に患者さんのベッドサイドでは，モニターが使われる頻度がたいへん多い．しかしながら，なかなかナースの皆さんにモニターを見て頂けないのが現状である．そこで，ぜひモニターを見て頂いて，診療のクオリティを上げることに貢献して頂きたい．心電図モニター使用時の注意として，まとめたものを表4-7に敢えてお示しした．
　いろいろな注意事項があるが，まず，電極を装着しなければモニターはできない．しかし，前胸部，とくに左側の第4肋間付近は，ふつうの12誘導心電図をとる時にそこの部位が必要になる．12誘導心電図をとる意義は，やはり前回とった心電図と変化がないかを見ることである．モニターも同じかもしれないが，モニターするような患者さんは12誘導心電図が必要であるから，そのような意味を考え，できるだけ妨げとならないよう工夫をして頂きたい．

表4-7 心電図モニター使用時の注意

- 電極装着は，12誘導心電図や除細動の妨げとならないような部位とする
- 心臓の電気軸の方向で，Pがよく見える誘導を選択する
- 電極装着部位では，一度決定したら変更しない
- 虚血性心疾患では，ST変化が明瞭な誘導を選択する
- 電極装着部位を変更したら，変更前後の記録を残し，時刻と理由を明記する

　正確に何々誘導でなくてはモニターできないということではない．その患者さんが同じ誘導で，同じ場所の電極からモニターをとっていれば，比較が可能である．あまり場所にこだわらず，**電極装着は，12誘導心電図や除細動の妨げとならないような部位を使う**．

　2番目は，心臓の電気軸を考えP波がよく見える誘導を選択する．モニターだけで十分な情報が得られるわけではないが，非常に重要な情報を与える．これまで勉強したきたように，P波を認識できないと我々は正しい診断が不可能になる．ゆえに，P波が判りやすい誘導，第Ⅱ誘導に近い誘導が良い．

　第Ⅱ誘導とは右手と左足だから，心臓の長軸方向に2点間の誘導をすると第Ⅱ誘導に近くなる．手首でとる必要はない．肩と腰でも十分に記録ができる．ただ，おなかなどでは患者さんの体動によって電極が非常に外れやすい，支障になる，あるいは不潔になるといった問題も考え，適当な場所を選んで頂きたい．下に骨があるところが良い．胸郭のいちばん下でも構わないだろう．

　3番目は，電極装着部分は一度決定したら変更しない．原則として変化をとらえるためのモニターであるから，電極は一度つけたらあまり変更しないほうが良い．できれば変更しないで経過を見たいが，かぶれたり外れたりすることがある．そのような場合には，何時何分に交換した，場所はどことどこに変えたと胸の絵を描いて明記して頂くことが重要である．

　4番目は，虚血性心疾患では，ST変化が著明な誘導を選択する．STはすべての誘導で同じように変化しない．一般にV_5などが選ばれるが，その患者さんに合った誘導でないとSTの変化が認められない．患者さんが苦しがっていても，モニターでは何も変化がないといったことが起きてくる．

　5番目は，3番で申し上げたように，**電極装着部位を変更したら変更前後の記録を残し，時刻と理由を明記すること**が必要である．

表4-8 心電図モニター中の注意

QRSの感知が適切かどうか確認する
A．心拍数が実際より多く表示されるとき
・T波をQRSとして感知
・ペーシングアーチファクトの感知
・その他アーチファクトの感知

B．心拍数が実際より少なく表示されているとき
・QRSの感知不全

♥ 心電図モニター中の注意点

次に，**心電図モニター中の注意事項**を申し上げたい（表4-8）.

心電図モニターは，心電図が画面に出ているというだけでなく，心拍数など自動計測の値もモニターできるようになっている．常にアラームが鳴りっ放しなどという状況ではまずい．まず，そのためには**QRSの感知が適切か**どうかを確認して頂きたい．

実際の技術的な問題として，**心拍数が実際より多く表示**されるような時，たとえば実際には脈が72しかないのに130ぐらい示す時は，T波が高く，QRSとして感知されている可能性がある．ペーシングのアーチファクトを感知している．あるいは体動などその他アーチファクトをQRSとして感知してしまっている．人間は区別することが可能であっても，機械は非常に正確かつ冷酷であるので，そのとおり表示してしまう．そのようなことを知っていないと大変な騒ぎが起きるかもしれない．

逆に，**心拍数が実際より少なく表示**される時は，QRSの感知不全である．QRSの振れが小さ過ぎるので，感度を少し上げて頂き，適切な心拍数が表示されるように調整して頂きたい．

♥ 心電図波形記録時の注意点

次は**心電図で波形を記録する時の注意点**である（表4-9）．イベントがあると，ナースにモニターの誘導をストリップに記録して頂いて，看護チャートに残す．しかしながら，せっかく記録して頂いたものが役に立たないことが時にはある．

どういうことかというと，非常に記録状態の悪い心電図，質が悪い心電図である．感度が小さかったり，P波が認識できないような記録が残って

表4-7 心電図モニター使用時の注意
・電極装着は，12誘導心電図や除細動の妨げとならないような部位とする ・心臓の電気軸の方向で，Pがよく見える誘導を選択する ・電極装着部位では，一度決定したら変更しない ・虚血性心疾患では，ST変化が明瞭な誘導を選択する ・電極装着部位を変更したら，変更前後の記録を残し，時刻と理由を明記する

　正確に何々誘導でなくてはモニターできないということではない．その患者さんが同じ誘導で，同じ場所の電極からモニターをとっていれば，比較が可能である．あまり場所にこだわらず，**電極装着は，12誘導心電図や除細動の妨げとならないような部位を使う**．

　2番目は，心臓の電気軸を考えP波がよく見える誘導を選択する．モニターだけで十分な情報が得られるわけではないが，非常に重要な情報を与える．これまで勉強したきたように，P波を認識できないと我々は正しい診断が不可能になる．ゆえに，P波が判りやすい誘導，第Ⅱ誘導に近い誘導が良い．

　第Ⅱ誘導とは右手と左足だから，心臓の長軸方向に2点間の誘導をすると第Ⅱ誘導に近くなる．手首でとる必要はない．肩と腰でも十分に記録ができる．ただ，おなかなどでは患者さんの体動によって電極が非常に外れやすい，支障になる，あるいは不潔になるといった問題も考え，適当な場所を選んで頂きたい．下に骨があるところが良い．胸郭のいちばん下でも構わないだろう．

　3番目は，電極装着部分は一度決定したら変更しない．原則として変化をとらえるためのモニターであるから，電極は一度つけたらあまり変更しないほうが良い．できれば変更しないで経過を見たいが，かぶれたり外れたりすることがある．そのような場合には，何時何分に交換した，場所はどことどこに変えたと胸の絵を描いて明記して頂くことが重要である．

　4番目は，虚血性心疾患では，ST変化が著明な誘導を選択する．STはすべての誘導で同じように変化しない．一般にV_5などが選ばれるが，その患者さんに合った誘導でないとSTの変化が認められない．患者さんが苦しがっていても，モニターでは何も変化がないといったことが起きてくる．

　5番目は，3番で申し上げたように，**電極装着部位を変更したら変更前後の記録を残し，時刻と理由を明記すること**が必要である．

表4-8 心電図モニター中の注意
QRSの感知が適切かどうか確認する A．心拍数が実際より多く表示されるとき 　　・T波をQRSとして感知 　　・ペーシングアーチファクトの感知 　　・その他アーチファクトの感知 B．心拍数が実際より少なく表示されているとき 　　・QRSの感知不全

♥ 心電図モニター中の注意点

　次に，**心電図モニター中の注意事項**を申し上げたい（表4-8）．
　心電図モニターは，心電図が画面に出ているというだけでなく，心拍数など自動計測の値もモニターできるようになっている．常にアラームが鳴りっ放しなどという状況ではまずい．まず，そのためには**QRSの感知が適切か**どうかを確認して頂きたい．
　実際の技術的な問題として，**心拍数が実際より多く表示**されるような時，たとえば実際には脈が72しかないのに130ぐらい示す時は，T波が高く，QRSとして感知されている可能性がある．ペーシングのアーチファクトを感知している．あるいは体動などその他アーチファクトをQRSとして感知してしまっている．人間は区別することが可能であっても，機械は非常に正確かつ冷酷であるので，そのとおり表示してしまう．そのようなことを知っていないと大変な騒ぎが起きるかもしれない．
　逆に，**心拍数が実際より少なく表示**される時は，QRSの感知不全である．QRSの振れが小さ過ぎるので，感度を少し上げて頂き，適切な心拍数が表示されるように調整して頂きたい．

♥ 心電図波形記録時の注意点

　次は**心電図で波形を記録する時の注意点**である（表4-9）．イベントがあると，ナースにモニターの誘導をストリップに記録して頂いて，看護チャートに残す．しかしながら，せっかく記録して頂いたものが役に立たないことが時にはある．
　どういうことかというと，非常に記録状態の悪い心電図，質が悪い心電図である．感度が小さかったり，P波が認識できないような記録が残って

表4-9 心電図波形記録時の注意
・感度を確認する（通常は1mV=1cm） ・記録紙の中央に波形が記録できるよう調節する ・基線の動揺がない状態で記録する ・不整脈出現時には必ず記録する ・ノイズやアーチファクトなどでモニター画面の変化ができたときでも，その原因を確認する ・重症不整脈出現時には，速やかに記録を開始し，すべての処置の間記録しておく

いたのでは仕方がない．そのような意味で，**まず，きちんと感度を確認する**．

2番目は，できるだけ記録紙の中央に波形が記録できるように調節する．最近は自動的にセンタリングする機能を持っている機械が多いが，昔はそのようなこともマニュアルでしなくてはならなかった．

3番目は，基線の同様がない状態で記録する．ドリフトという言葉がある．基線が大きく波を打つ，あるいは呼吸によって非常に影響を受けてしまうような状況である．それはフィルターを使うことも可能である．しかしながら，あまり動揺しないような状況にしておく必要がある．

4番目は，不整脈が出た時には，原則として記録を残して頂きたい．そのためのモニターである．モニターは，画面上に出たものは消えてしまう．最近はメモリーがついているモニターもあるが，必要に応じて記録を残す必要がある．また，その時には必ず不整脈の前後の正常心拍も記録して頂きたい．

5番目は，ノイズやアーチファクトなどでモニター画面の変化が出た時でも，その原因を確認する．自分の判断で，これはノイズだろう，あるいはアーチファクトに違いないと思っても，その原因を確認して頂きたい．万が一本当の重篤な不整脈であった場合には，手遅れになるからである．確認をするためにモニターが必要になるのである．

6番目は，とくに重症不整脈出現時には，速やかに記録を開始し，途中で記録をやめずに処置がすべて終わるまで流しっ放しにして頂いて，できるだけ多くの情報を記録紙の上に残して頂きたい．いろいろな処置を講じたときの反応の評価をするにはモニターの心電図しかない場合が多い．それゆえそれが非常に重要な役割を果たす．

記録したモニター心電図の取り扱い方

次は，**記録したモニター心電図の取り扱い方**についてである（**表4-10**）．これは後に記録を見る我々からのお願いになる．

まず，洞調律の記録を残す時は，必ずP波の前で紙を切って頂いて，P波からT波の終了までの各心周期をきちんとそろえて数心拍の記録を残して頂きたい．

2番目は，不整脈出現時は不整脈のみならずその前後を必要に応じ長く記録する．きちんと戻っているという証拠が必要である．その記録も欲しい．

3番目は，少なくとも洞調律が前後に3心拍程度記録されていることが望ましい．本書でお示しした心電図のなかにも，洞調律が最後に3心拍ほど残っているものがいくつかあったが，そのようにして頂くと良い．

表4-10 記録したモニター心電図の取り扱い方

- 洞調律の時は，P波の前からT波の終了までの心周期で，数心拍の記録を残す
- 不整脈出現時は，不整脈のみならず，その前後を必要に応じ長く記録する
- 少なくとも洞調律が前後に3心拍記録されていることが望ましい

ナースの基本的心構え

次は**ナースの基本的心構え**である（**表4-11**）．これは私が考え出したことではなく，ある師長さんが考えたことを借用したが，なるほどと思うような細かいことが挙げられている．

まず，**モニターをしている病棟に勤務しているナースは，モニター心電図を観察する責任がある**．いかほどの責任があるかは判らないが，医師の指示によりモニターを行うということになるのではないだろうか．しかし，モニターしている以上は，ある程度の責任は免れない．

2番目は，**勤務室にモニターのスコープがある場合には，常にモニターを視野に入れるように心掛ける**．とくにICU，CCUに勤務されている方であれば重要なことになるだろう．

3番目は，あくまで理屈の上の話であるが，**仕事中は心電図モニターに背を向けず，いつでも見られる態勢で看護日誌などを記載する**．机の上を

表4-11　ナースの基本的心構え
・ナースは，モニター心電図を観察する責任がある
・勤務室にいるときは，常にモニターを視野に入れるよう心がける
・仕事中は，心電図モニターに背を向けず，いつでも見れる態勢で看護日誌などを記載する
・モニター上異常を発見した時は，速やかに患者のバイタルサインをチェックし，医師に報告する
・重症不整脈が発症した場合は，直ちにモニターを連続記録とし，速やかに心肺蘇生を開始する
・自ら判断できない場合，速やかに判断を仰ぐことを忘れててはいけない

見ていれば，その間は片方の目で画面を見るわけにはいかないので，そんな難しいことは要求できないが，そういう気持ちを持って頂きたいという意味である．

　4番目は，モニター上，異常を発見した時は速やかに患者さんのバイタルサインをチェックし，ドクターに報告して頂きたい．明らかに何でもない，アーチファクトであったと理解できれば報告する意味はなくなる．しかしながら，「あれ，どうしたのだろう？」という時にはぜひ確認して頂きたい．そのためのモニターである．

　5番目は，重症不整脈が発症した場合は，ただちにモニターを連続記録とし，速やかに心肺蘇生を開始する．これはとくに集中治療室関係の勤務で重要になるだろう．しかし，このようなことが予測される患者さんは，それに準じた心構えが必要になる．

　6番目は，いちばん重要になるかもしれない．**自ら判断できない場合，速やかに判断を仰ぐことを忘れてはいけない**．どうしようかと思っている時間が危ない．10回に1回でも危ないことがクリアできれば，それだけの価値がある．無駄足を踏むことを面倒臭がらないで頂きたい．

　以上でモニターに関しての心構えを終わりたい．

♥ 最後に復習してみよう！

　これからいくつか心電図をお示ししたい．お示しする心電図はすべて病院で記録された心電図である．もちろん私が比較的重篤なものを集めていたこともあるかもしれないが，重篤でないものは，早くいえばふつうの心電図である．ふつうの心電図は，心電図の本にたくさん載っている．モニ

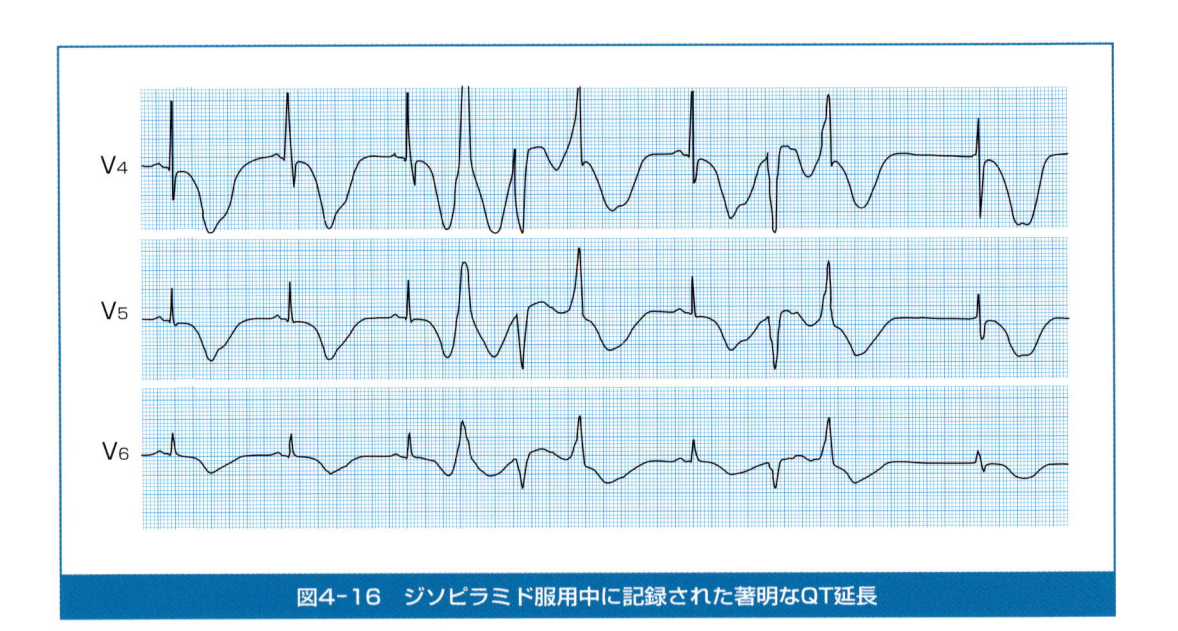

図4-16 ジソピラミド服用中に記録された著明なQT延長

ターをするとなると、どこかで見たというのも判断の一つの重要な要因になるかもしれない。そこで、最後にいくつかの問題点について復習をして頂きたい。

具合の悪い心電図とはどのようなものか？ いちばん具合が悪いのは心室細動である。これは心臓が止まったという意味で、心停止と心室細動とは同じ意味である。

それに準ずるものとして、図4-16を見て頂きたい。まだ期外収縮が出ている状況であるが、QTが延長している。これでトルサード・ポワンが起きれば、命にかかわる不整脈になる。この方は私どもの病院に期外収縮がたくさん出るということで入院して、当時、ジソピラミドという抗不整脈薬を300mg処方されたが、入院している最中にこのようなことが起きてしまった。

これはモニター心電図ではない。12誘導心電図である。モニターで非常におかしな波形が出てきたために、担当医があわてて心電図をとった。すると、このような奇妙な心電図になった。これまでお示しした心電図では、QTが異常に延びているものは、すべて2対1伝導の房室ブロックによる徐脈に生じたQT延長であったが、これは2対1の房室ブロックではない。P、QRSと出て、しかもQRSの幅は広くない。

一般にジソピラミドなどの抗不整脈を使うと、PQが延びたり、QRSが広くなったりするのがふつうであるが、この方はその現象を起こす以前に、QTが異常に延長してしまったのである。QTは、2cm、800msec近く延びている。ふつうの倍近くまでQTが延びてしまった。しかも大きな陰性のT波である。ノッチがあるので、ひょっとしたらU波も一緒に入っている可能性があるが、このような場合には、QRSの始めから元に戻るあた

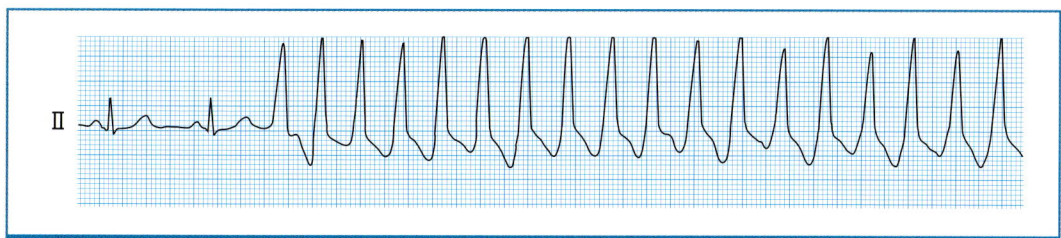

図4-17 心室頻拍の発症

りまでをQTとして測る．約800msecである．
　そして，幅の広い奇妙な心室期外収縮が出現している．下向きの向きの違うものが一つ続いて，それが交互に出現し，正常な心拍が出る．また交互に変なものが出て，下向きのT波の頂上付近に，QRSが落ちている．R on Tと言っていい現象だろう．

　図4-17の心電図は，ふつうの頻脈発作である．P，QRS，Tと正常な心拍が二つ続いた後，非常にレートの速い不整脈が出現している．幅の広いQRSである．QRSの幅が広く，規則正しい頻拍というと，心室頻拍である．
　P波がところどころ顔を出している．心室頻拍は，Pと関係なく出ていることが判れば，その診断はより確実になるが，それはドクターに任せて頂いて構わないだろう．幅の広いQRSの規則正しい頻拍が出現しているというのが正しい所見である．
　皆さん，このような目で心電図を見る癖をつけて頂きたい．診断しなくてはならないとなると躊躇しがちであるが，躊躇する必要はない．頻拍か？　規則正しいか？　幅が広いか？　幅が狭いか？　その要点を言えばおおよそのことが理解できる．それが非常に重要である．

　図4-18の心電図は，すでにお示しした心電図と同じ患者さんから記録されたものである．一見何の変哲もない調律を示している．PとQRSの間隔が比較的短いが，それぞれ対応している．しかも最初の心拍と2心拍目との間は，1秒弱で正常である．次も正常である．
　その後，少しP波が大きくなり，急に脈が増加して駆け込みのように〈トントントントン〉と速くなって，おかしな脈が出ている．患者さんは意識がなくなり，下段で直流通電により正常な調律に回復している．
　ジギタリス中毒の患者さんで，これはSTが下がっている誘導ではないが，QTが短い．しかし，それが判っているから申し上げることであって，この心電図からそれを読み取ることは不可能である．
　お見せしたいのは，脈が不整となってから最初のうちは下がシャープなQRS，それが上がシャープとなり，振幅が大きくなり，小さくなり，ま

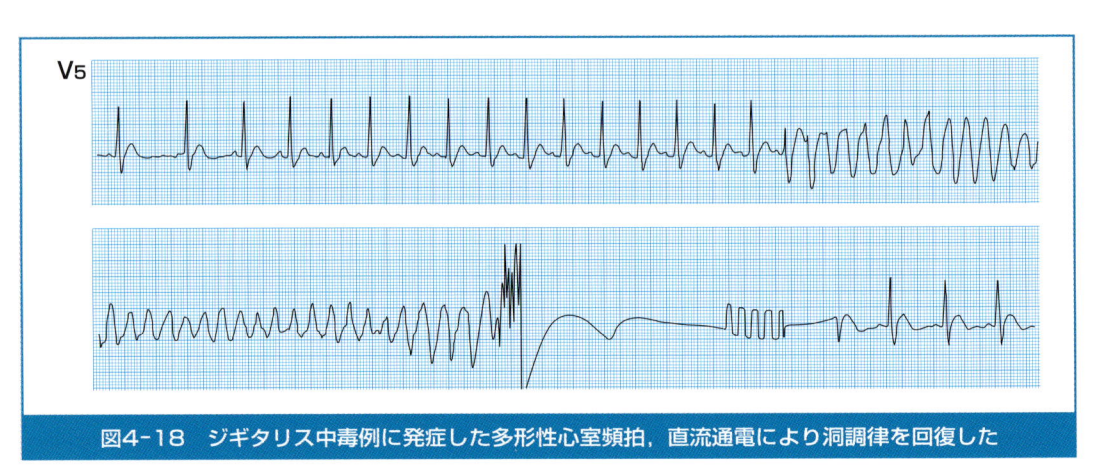

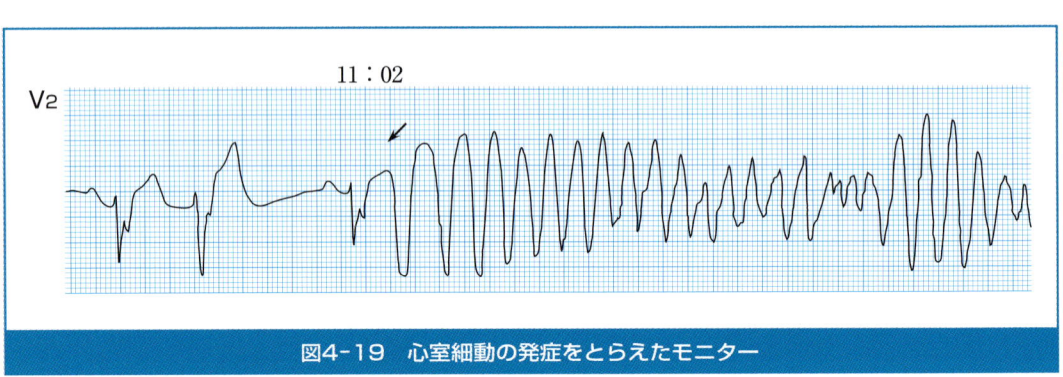

図4-18 ジギタリス中毒例に発症した多形性心室頻拍，直流通電により洞調律を回復した

図4-19 心室細動の発症をとらえたモニター

た大きくなる．それを繰り返す．この方は意識がなくなったので，直流通電をかけて回復した．そのようなモニター心電図である．

　図4-19の心電図も似たようなものであるが，患者さんの背景が違う．最初にP波があり，QRSはノッチがある幅の広いQRSである．そして，このQRSと非常に似た期外収縮が出現する．ところが，これは大事に至らなかった．次にまたPが出て，Pが心室に伝播したと思われる最初と同じタイプのQRSが出ている．ここまでは期外収縮が一つ出ているだけで，QRSの格好が少しおかしいということで済む．

　その後，ちょうどT波の頂上にQRSが発生している（↙）．期外収縮が発生したのである．この一発によって以降の不整脈がひき起こされ，心室細動に移行している．最初はこのように1心拍ずつはっきりとQRSが区別できるが，この心電図の先は区別できなくなる．最初は心室頻拍であったと言って良いが，多形性の心室頻拍から心室細動へ移行している．

　図4-20の心電図が心室細動である．振幅にも全く規則性がなく，間隔も不規則である．最初のほうは振幅が少し大きくなって，小さくなってと見えるが，全く不規則になる．これはまだ発症して間もない時期なので，

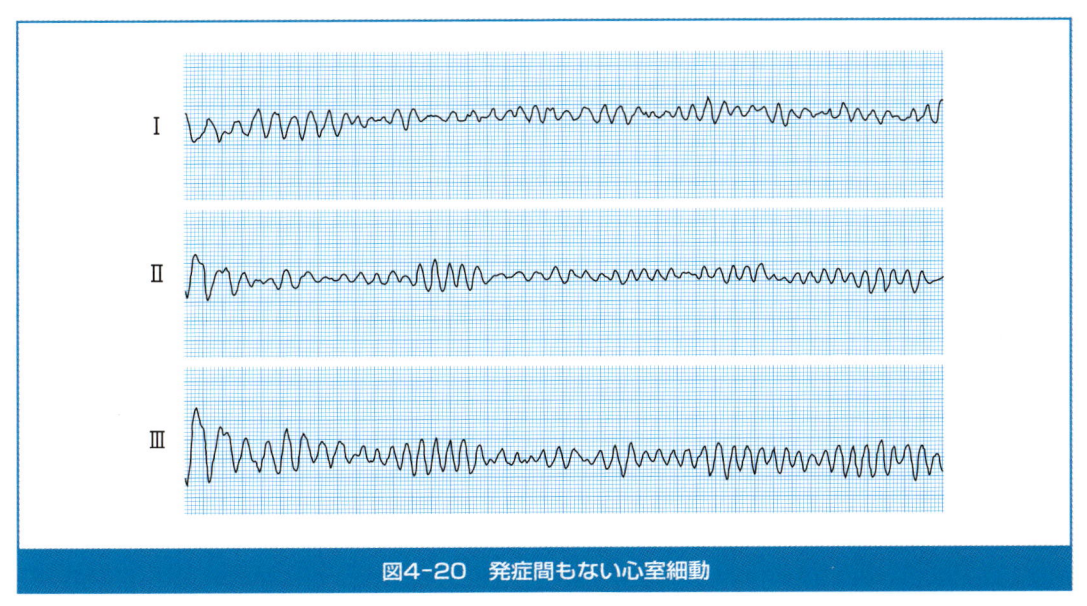

図4-20　発症間もない心室細動

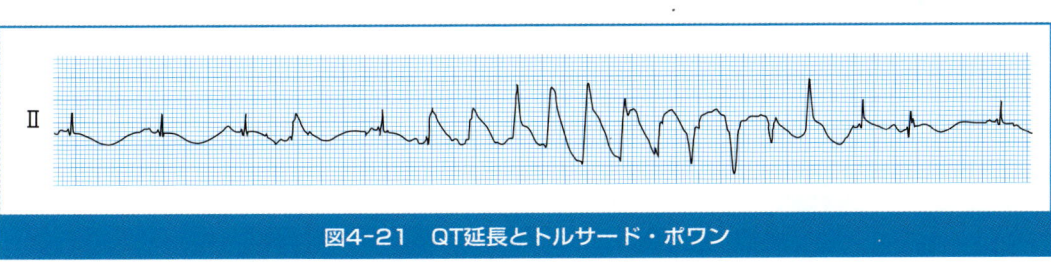

図4-21　QT延長とトルサード・ポワン

このぐらいの心電図が認められるが，ただ細かい基線の揺れだけになってくる．

　図4-21の心電図は，最初のPが落ちているが，P，QRSとあり，浅く幅の広い大きなT波である．QTはかなり延長している．房室伝導障害はないようであるが，P波の直前までT波は延長している．QTが延びている状況において期外収縮が出現している．次の心拍の後にも期外収縮が出現し，上に凸のものが六つ続き，下に凸のものが四つ続く．そして，また上に凸のものが出るが，自然にPから始まる洞性の調律に回復している．
　これがトルサード・ポワンと言われる心室性不整脈，非持続性の多形性心室頻拍である．多くは非持続性であるが，背景いかんによっては心室細動に移行していく．
　以上お示しした心電図は，いずれも心室頻拍であったり，心室細動であったり，トルサード・ポワンであったりする．このように一見正常の心拍のなかに混ざっていると比較的認識しやすいが，時にこれはノイズと思われて見逃されることがある．また逆に，パッとモニターを見た瞬間に，すでに頻拍が続いているような状況であった場合には，電極が外れてそうな

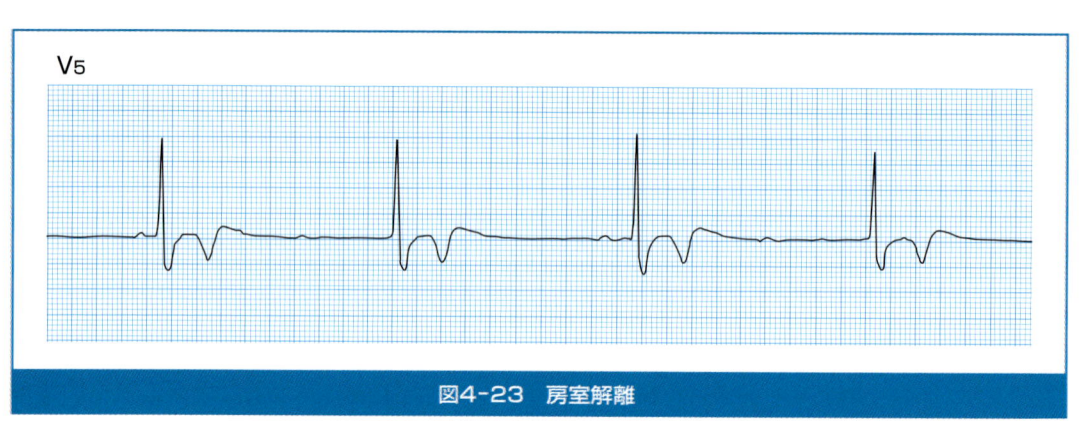

図4-22 シソピラミドによりQTが延長し，トルサード・ポワンを発症した

図4-23 房室解離

っているのかもしれないが，ただちに確認する必要がある．そのようなことがお判り頂けたのではないだろうか．

図4-22の心電図は，前掲の心電図と同じシソピラミドを服用していた患者さんである．誘導の場所が違うものであるが，トルサード・ポワンの特徴がよく判る．上に鋭角をもったものが三つ続いて，今度は下に鋭角をもったQRSが続く．それが繰り返される．ところが，この方はこのワンセットで元に戻っているが，これを繰り返して起こしている．

図4-23の心電図は，たいへん奇妙な心電図である．P，QRSまでは良

いが，T波が非常におかしな格好をしている．T波の下向きの角度と上向きの角度が非常に似通っていることから，心筋梗塞後に出現する冠性T（coronary T）にとても似ている．この方は，心筋梗塞を経過した後に非常に具合が悪くなり，いろいろ処置をした末に亡くなったが，亡くなる前の間近い時期の心電図である．PとQRSが別々に出現している．房室解離を呈している．

　房室ブロックをはじめ徐脈頻脈症候群などは，徐脈性不整脈と言われるが，一般に臨床的に，徐脈が先行して具合が悪くなって心停止をきたす場合が，おおよそ25％，それ以外のものは，ほとんどが心室細動を経て心臓が停止する．徐脈性不整脈から心室細動なしに心臓が止まる場合は，多くは悪性腫瘍の患者さんの末期の状態である．全身状況の悪化と低酸素血症に伴い心臓が停止する場合には，直接心室細動を発生するチャンスは減ってくる．

　しかしながら，それ以外の多くの病態において重篤な状況に陥る時には，必ず頻脈性不整脈，心室頻拍あるいは心室細動，トルサード・ポワンという三つの不整脈を経て事故が起きる．ゆえに頻脈性不整脈の重要性が，お判り頂けるのではないだろうか．

♥ まとめ

　本章では，皆さんがふだんなかなか見ることのないような心電図ばかりお示ししたが，それ以外の心電図は，P，QRS，Tがきちんとワンセットずつある，何でもない心電図である．それは最初にお示しした呼吸性不整脈の心電図を見て頂き目に焼きつけていただければよい．正常なものをよく知って，何が異なるかといった観点から異常を見つけるというテクニックもある．

　しかしながら，こんなことはあるはずがない，私は知らなかったということがないようにする意味で，種々の重篤な不整脈の心電図をお示ししたのである．

　いくつかの不整脈，たとえば房室ブロック，心房細動などは，明日からほぼ9割ぐらいの確率で診断が可能であると自信をもって頂きたい．要点を忘れないで頂ければ，確実にそのレベルに達しているはずである．ぜひ実践をして頂きたい．

索引

ア
Ashman 現象　82
R on T　96, 97
ICU　22
Einthoven　5
Adams-Stokes syndrome　76
アーチファクト　27, 89, 92, 106
アダムス・ストークス症候群　76, 94
危ない心電図　87

イ
Ⅰ度房室ブロック　68, 69
移行帯　20
異常 Q　78
右脚ブロック　15

ウ
Wenckebach 型　68, 72
Wenckebach 型のⅡ度房室ブロック　72
Wenckebach 周期　69
右脚ブロック　15
右胸心　23
右房負荷　35

エ
AAI　92
ST 上昇　49, 78
ST 低下　52
ST の異常　34
F (f) 波　63, 66

カ
カテコラミン　24
間歇性 WPW 症候群　42
冠静脈洞リズム　35
冠性 T　78
完全房室ブロック　69
感知不全　106
感度　107
間入性期外収縮　98

冠攣縮性狭心症　47, 48, 50

キ
QRS の異常　7, 34
QRS の延長　98
QT 延長　55, 101
QT 延長症候群　55
QT 間隔　55
QT 短縮　55
期外収縮　43
気胸　47
器質的ブロック　70
基線　63
機能的ブロック　70
脚ブロック　40
逆行性（陰性）P 波　31
急性下壁梗塞　52
狭心症　23, 47, 78
鏡面像　51
虚血性心疾患　78
鋸歯状波　66

ケ
警告不整脈　88

コ
couplet　96
高 Ca 血症　55
高 K 血症　54, 55
交感神経　60
較正曲線　19
梗塞　17
高度房室ブロック　69
広範な前壁　51
抗不整脈薬　24
呼吸性不整脈　25, 59

サ
salvo　96
三環系うつ薬　57

Ⅲ度房室ブロック　69
3連発　46
細動波　63
再分極　6, 7
左脚ブロック　15
左房負荷　35

シ

sick sinus syndrome　73
single chamber pacing　92
CCU　22
ジギタリス　24
ジギタリス効果　48
ジギタリス中毒　102, 103, 112
軸偏位　23
刺激伝導系　9
持続性心室頻拍　98
ジソピラミド　110, 114
集中治療室　22
徐脈性不整脈　68
徐脈頻脈症候群　73, 74, 85
心外膜炎　23
心筋炎　23, 48
心筋虚血　48, 54
心筋梗塞　23, 47, 78
心筋症　48
心室期外収縮　43, 45
心室細動　67, 79, 112, 113
心室内伝導障害　40, 41
心室内変行伝導　80
心室の興奮　8
心室の再分極　8
心室肥大　41, 48, 54
心室肥大・負荷　23
心室頻拍　46, 67, 79, 111
心電計　2
心電図波形の名称　8
心電図モニター　88, 104
心内膜下　17
心拍数の読み方　89
心房期外収縮　43, 61
心房細動　61, 63, 65, 67

心房心室同期　92
心房粗動　61, 65
心房停止　64
心房の興奮　8
心房頻拍　37
心房負荷　23
心房ペーシング　92

セ

接合部性調律　38

ソ

早期興奮　16
僧帽P　34, 35
粗動化　83
粗動波　66

タ

WPW（Wolff-Parkinson-White）症候群　15, 40, 41
WPW症候群に発症した心房細動　65
代償休止期　97
多形性心室期外収縮　96
多形性心室頻拍　104
脱分極　6, 7
単極胸部誘導　18
単極肢誘導　18
単形性の期外収縮　98

チ

致死的不整脈　88

テ

DDDペースメーカー　92
Tの異常　34
T波　7
低Ca血症　55
低K血症　54, 55
デルタ波　15, 16
電解質異常　24
電気的興奮　8
電極装着　105

伝導遅延　99

ト

洞結節　8
洞性頻脈　30
等電位線　63
洞不全症候群　73
洞房ブロック　73, 74, 85
トルサード・ポワン（torsade de pointes）　55, 57, 67, 101, 102, 113

ニ

2対1房室ブロック　80
Ⅱ度房室ブロック　69
二段脈　44, 45

ノ

ノイズ　94
脳虚血症状　94

ハ

肺性P　33, 35, 37

ヒ

P波　7
P波を探す　39
ヒス束　9
標準肢誘導　18
頻拍　60
頻脈　30

フ

preexcitation　16
不応期　9
副交感神経　60
副伝導路　16
プルキンエ線維　9
フレカイニド　83

ヘ

ペーシングモード　92
ペースメーカー　92

ペースメーカー・シフト　35
変行伝導　81

ホ

房室解離　39, 69
房室結節　8
房室接合部　32
房室伝導比　66
補充収縮　44, 82
補充調律　44
歩調取りの源　35
発作性上室（性）頻拍　61, 62
発作性心房細動　84
盆状　53

ミ

ミラーイメージ　51

モ

Mobitz Ⅱ型　68, 69

ユ

Uの異常　34
Uの陰性化　58
Uの増大　58
U波　58
融合収縮　17
誘導方法　19

ラ

ラダーグラム　38

リ

リドカイン　90

レ

歴史的なこと　3
連発性心室期外収縮　96

ロ

Lown grade　96
Lown 分類　96, 97

検印省略

**P波が判れば
心電図は読める！**　　　　　定価（本体2,000円+税）

2010年（平成22年）7月6日発行　　　第1版第1刷Ⓒ

著者　新　博次
　　　　あたらし　ひろつぐ

発行者　渡辺嘉之

発行所　株式会社　総合医学社
　　　〒101-0061　東京都千代田区三崎町1-1-4
　　　電話 03-3219-2920　FAX 03-3219-0410
　　　URL：http://www.sogo-igaku.co.jp

Printed in Japan　　　　　　　　　　　　　シナノ印刷株式会社
ISBN978-4-88378-805-7　C3047　￥2000E

・本書に掲載する著作物の複製権・翻訳権・上映権・譲渡権・公衆送信権（送信可能化権を含む）は株式会社総合医学社が保有します．
・JCOPY ＜（社）出版者著作権管理機構 委託出版物＞
本書の無断複写は著作権法上での例外を除き禁じられています．複写される場合は，そのつど事前に，（社）出版者著作権管理機構（電話 03-3513-6969，FAX 03-3513-6979，e-mail:info@jcopy.or.jp）の許諾を得てください．

好評発売中

10日で学べる心電図
―短期集中型ワークブック―

監訳：山科　章　東京医科大学教授　内科学第二講座

訳：矢崎義直　東京医科大学　内科学第二講座
　　宇野美緒　東京医科大学　内科学第二講座

10日間で，心電図をマスターしよう！

- 約400枚の心電図を，10日間集中して効率的に経験する！
- ドリル方式で，段階的に基本をマスターする！
- 20の例題を解読する！
- 所見・解説で理解する！
- これをくり返すことによって，パターンで目に入ってくるようになる！
- 正常かどうか，一目で判断がつくようになる！
- 鑑別診断のプロセスが判ってくる！
- 心電図を読むのが楽しくなってくる！

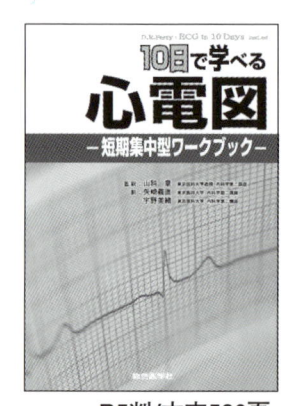

Let's start!

B5判/本文580頁
定価（本体4,500円+税）

主要目次

- 1日目「基　礎」
- 2日目「心房・心室の異常と心室内伝導障害」
- 3日目「洞結節と房室結節の伝導異常」
- 4日目「心筋の虚血と梗塞」
- 5日目「リエントリー性不整脈」
- 6日目「異所性調律とtriggered activity（撃発活動）」
- 7日目「期外収縮と早期興奮症候群」
- 8日目「QRS幅の広い頻拍の鑑別診断」
- 9日目「薬剤の影響と電解質異常，その他」
- 10日目「人工ペースメーカ」
- Review問題99題

総合医学社　〒101-0061　東京都千代田区三崎町1-1-4
TEL 03(3219)2920　FAX 03(3219)0410　http://www.sogo-igaku.co.jp

新刊

50音順・商品名でひける
治療薬事典

監修 黒川　清
　　　　山内　豊明

編集 西崎　統
　　　　岡元　和文
　　　　伊東　明彦

本邦初の3大特長！

- **50音**順だから，すぐひける！
- **商品名**だから，すぐわかる！
- 一剤ずつ**名医**が，ていねいに**解説**！

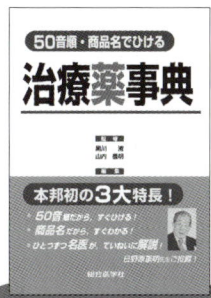

B6判/1500頁
定価5,250円(税込)

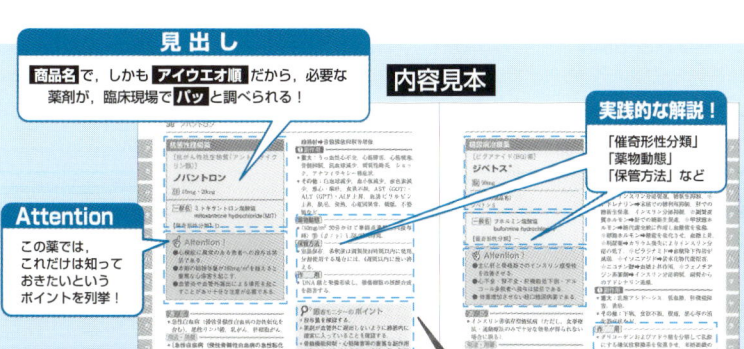

見出し
商品名で，しかもアイウエオ順だから，必要な薬剤が，臨床現場でパッと調べられる！

内容見本

実践的な解説！
「催奇形性分類」
「薬物動態」
「保管方法」など

Attention
この薬では，これだけは知っておきたいというポイントを列挙！

患者・家族へのアドバイス
患者・家族への服薬指導・アドバイスのポイントを列挙！

患者モニターへのポイント
薬剤投与前と投与後で，患者を観察すべきポイントを列挙！

くすりの名前ですぐひける！

「名医」による「アドバイス」つき！

担当者一覧

藤田　次郎	佐藤　幹二	荒川　哲男
奥村　昌夫	後藤　百万	石橋　大海
亀井　克彦	太田　博明	勝野　秀稔他
味澤　篤	阿部　好文	岡元　和文
西崎　統	大屋敷一馬	谷口　充孝
太田　伸生	佐藤　直樹	須貝　研司
石岡千加史他	井上　博	吉井　文均
伊東　明彦	野原　隆司	渡邊衡一郎
宮坂　信之	富野康日己	荒木　信夫
占部　憲	島田　和幸	鈴木　則宏他
林　章敏	重松　宏	戸所　大輔
大久保公裕	松岡　健他	鈴木　衞
池澤　善郎	大田　健	上出　良一
貴田岡正史	足立　満	山下　雅知
木下　誠	日比　紀文	吉田　和市
山中　寿	高橋　信一	三潴　忠道

S 総合医学社　〒101-0061 東京都千代田区三崎町1-1-4
TEL 03(3219)2920　FAX 03(3219)0410　http://www.sogo-igaku.co.jp

好評発売中

NCQA ナーシングケア Q&A シリーズ

読んで良し！　ひいて良し！

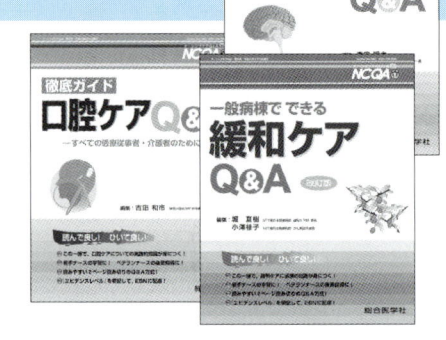

■AB判　■2色刷り

バックナンバーリスト

№	タイトル	編集	頁	定価
①	これだけは知っておきたい **周手術期ケアQ&A**	編集：天羽敬祐，岡元和文	140頁	定価1,680円（税込）
②	ひと目でわかる **糖尿病ケアQ&A**	編集：吉岡成人，久保田睦子	130頁	定価1,890円（税込）
③	**人工呼吸器とケアQ&A**―基本用語からトラブル対策まで―〈新装版〉	編集：岡元和文	290頁	定価3,990円（税込）
④	**救急ケアQ&A**―初期対応の基本知識とポイント―	編集：松月みどり　他	120頁	定価1,995円（税込）
⑤	患者さんとあなたを守るための **院内感染対策Q&A**	編集：高野八百子，坂本史衣	120頁	定価1,995円（税込）
⑥	ここまで知っておきたい **くすりとナーシングQ&A**	編集：西崎　統	260頁	定価3,990円（税込）
⑦	全科に必要な **クリティカルケアQ&A**	編集：岡元和文	260頁	定価3,990円（税込）
⑨	全科に必要な **精神的ケアQ&A**―これでトラブル解決！―	編集：上島国利，平島奈津子	260頁	定価3,990円（税込）
⑫	徹底ガイド **排尿ケアQ&A** 全科に必要な知識のすべて！	編集：後藤百万，渡邉順子	220頁	定価3,990円（税込）
⑬	**院内急変と緊急ケアQ&A**―このケースに，この対応！―	編集：岡元和文，森田孝子	240頁	定価3,990円（税込）
⑭	徹底ガイド **排便ケアQ&A**	編集：前田耕太郎	240頁	定価3,990円（税込）
⑮	これだけは知っておきたい **モニタリングQ&A**	編集：天羽敬祐，川村隆枝	215頁	定価3,990円（税込）
⑯	これだけは知っておきたい **小児ケアQ&A**	編集：五十嵐　隆	240頁	定価3,990円（税込）
⑰	**輸液管理とケアQ&A**―こんなとき，どうしたらよいの？―	編集：岡元和文	280頁	定価3,990円（税込）
⑱	これだけは知っておきたい **透析ナーシングQ&A**	編集：富野康日己	238頁	定価3,990円（税込）
⑲	徹底ガイド **肺がんケアQ&A**	監修：加藤治文　他	250頁	定価3,990円（税込）
⑳	全科に必要な **栄養管理Q&A** 初歩的な知識からNSTの実際まで〈改訂版〉	編集：東口高志	250頁	定価3,990円（税込）
㉑	そこが知りたい **糖尿病ケアQ&A**―臨床現場からの質問に答えます―	編集：貴田岡正史，和田幹子	230頁	定価3,990円（税込）
㉒	**モニター心電図Q&A**―読み方と緊急ケアのすべて―	編集：今村　浩，岡元和文	250頁	定価3,990円（税込）
㉓	消化器外来で必要な **検査・処置・治療Q&A**	監修：炭山嘉伸　他	240頁	定価3,990円（税込）
㉔	これだけは知っておきたい **周産期ケアQ&A**	編集：太田博明，米山万里枝	210頁	定価3,150円（税込）
㉕	徹底ガイド **がん化学療法とケアQ&A**	編集：石岡千加史　他	200頁	定価3,360円（税込）
㉖	糖尿病療養指導に役立つ **糖尿病と患者ケアQ&A**	編集：真山　享，西崎　統	224頁	定価3,360円（税込）
㉗	認定看護師に学ぶ **救急看護の手技Q&A**	編集：森田孝子，岡元和文	280頁	定価3,990円（税込）
㉘	ガイドラインに基づく **乳がんケアQ&A**―チーム医療のために―	編集：中村清吾，金井久子	200頁	定価3,360円（税込）
㉙	徹底ガイド **術後ケアQ&A**	編集：岡元和文	280頁	定価3,990円（税込）
㉚	徹底ガイド **口腔ケアQ&A**―すべて医療従事者・介護者のために―	編集：吉田和市	200頁	定価3,360円（税込）
㉛	これだけは知っておきたい **脳神経外科ナーシングQ&A**	編集：森田明夫	220頁	定価3,675円（税込）
㉜	一般病棟でできる **緩和ケアQ&A**〈改訂版〉	編集：堀　夏樹，小澤桂子	240頁	定価3,990円（税込）
㉝	これだけは知っておきたい **手術室ナーシングQ&A**〈第2版〉 **7月刊**	編集：天羽敬祐，川村隆枝	240頁	予価3,990円（税込）

S 総合医学社　〒101-0061　東京都千代田区三崎町1-1-4
TEL 03(3219)2920　FAX 03(3219)0410　http://www.sogo-igaku.co.jp